AF571517

IMPRESSUM

Design und Konzeption: Tana Wilde, wildesdesign.com; VonWinter.com
Lektorat: Cathrin Gawlista, cathrin-gawlista.de
Infografiken: Svenja Papenfuß, er-es.de
Bildrechte: istockphoto, Shutterstock, fotolia, fascialnet
Herstellung: BoD – Books on Demand, Norderstedt
ISBN 978-3-00-054386-9

Bibliografische Information der Deutschen Nationalbibliothek:
Die Deutsche Nationalbibliothek verzeichnet diese Publikation in der Deutschen Nationalbibliografie; detaillierte bibliografische Daten sind im Internet über http://dnb.d-nb.de abrufbar.

ISBN 978-3-00-054386-9

HEIKO BORNEMANN

NARBENSCHMERZEN – SCHMERZEN DURCH NARBEN

ScaRemedy® – weil Narben nicht nur optisch stören

NARBEN – NICHT NUR EIN OPTISCHER STÖRFAKTOR

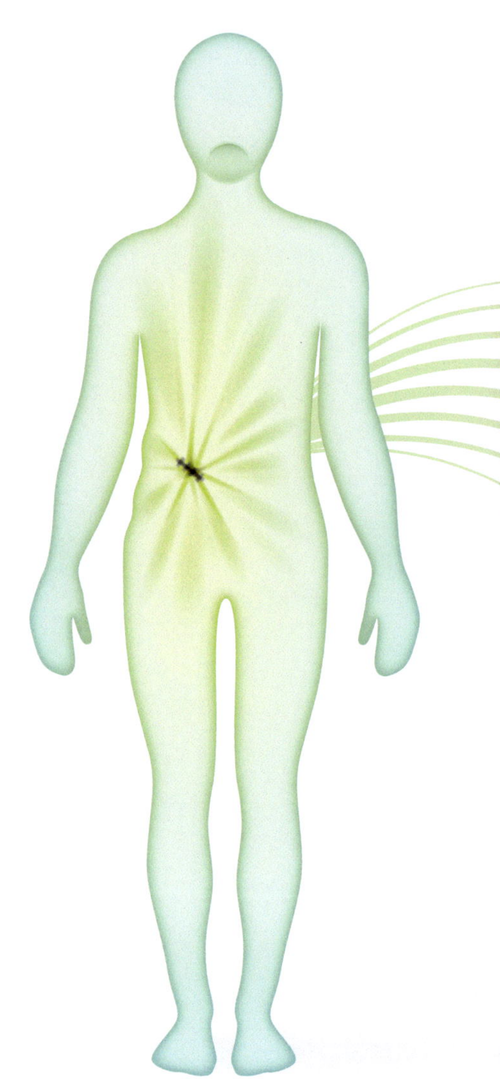

KOPF
SCHMERZEN

SCHULTER
SCHMERZEN

RÜCKEN
SCHMERZEN

BAUCH
SCHMERZEN

HÜFTGELENK
SCHMERZEN

BEIN
SCHMERZEN

KNIE
SCHMERZEN

FUß
SCHMERZEN

INHALT

Kapitel 1

VORWORT

Fast jeder Mensch zieht sich im Laufe des Lebens Narben zu, nicht nur durch Operationen, sondern auch durch Schnitt-, Schürf- oder Brandverletzungen und manchmal sogar als Folge von Prellungen und Blutergüssen.

Viele Ärzte und Patienten sehen Narben nur als Relikt von Operationen oder Verletzungen, die vielleicht kosmetisch stören, aber eben unvermeidlich sind. Leider sind Narben aber oft viel mehr als ein kosmetisches Problem: Sie können durch Verhärtungen und Verklebungen des Gewebes Missempfindungen, Schon- und Fehlhaltungen, Durchblutungsstörungen und in der Folge organische Beschwerden, Überlastungen und Schmerzzustände hervorrufen.

Von der Schulmedizin wird der Zusammenhang zwischen Narben und körperlichen Beschwerden in der Regel noch immer nicht gesehen. Meine über 15-jährige Erfahrung als Osteopath zeigt, dass auch die meisten Patienten überhaupt nicht ahnen, dass viele der Beschwerden, die sie in meine Praxis führen, ursächlich auf Narben zurückzuführen sind. Dabei spielt auch eine Rolle, dass Narben selbst selten schmerzen und die durch sie verursachten Probleme des Körpers manchmal erst viele Jahre später auftreten oder bewusst wahrgenommen werden. Dann ist die Narbe meist schon in Vergessenheit geraten und wird als Ursache gar nicht in Betracht gezogen.

Wenn man bedenkt, dass im Jahr 2014 laut Angaben des Bundes 16.201.413 Operationen mit stationärer Aufnahme im Krankenhaus durchgeführt wurden (vgl. www.gbe-bund.de) und dass rund 50% aller Operationen ambulant in Arztpraxen und OP-Zentren erfolgen, kommt in Deutschland eine geschätzte Anzahl von insgesamt 32 Millionen Operationen pro Jahr zusammen.

Tatsache ist: Meist werden die Patienten vor all diesen Eingriffen überhaupt nicht über mögliche problematische Narbenfolgen aufgeklärt und die entstehenden Narben nach grober Verheilung der Haut auch nicht weiter beachtet. Mal abgesehen davon, dass bei den heutigen OP-Verfahren aus Gründen der Zeitersparnis häufig nicht allzu großer Wert auf narbenfreundliche Nahttechniken gelegt werden kann. Die Folge von alldem sind manchmal jahrelang erduldete Schmerzen, erfolglose Odysseen durch verschiedene Arztpraxen, die tragischerweise nicht selten mit vielen weiteren Operationen und Narben verbunden sind, und viele beispiellose Leidensgeschichten. Ich selbst habe verschiedentlich unschöne Auswirkungen von Narben erlebt und daher schon vor langer Zeit begonnen, mich für eine mögliche Abhilfe dieser Probleme zu interessieren. In den letzten 15 Jahren entwickelte ich durch jahrelange Behandlungserfahrung sowie durch Kombinieren und Modifizieren ganz verschiedener Therapieansätze ein eigenes, äußerst wirkungsvolles Behandlungskonzept: ScaRemedy®. Der Name leitet sich ab aus den englischen Wörtern scar (= Narbe) und remedy (= Abhilfe).

Mit diesem Buch möchte ich Ihnen vor allem aufzeigen, wie Narben und daraus resultierende körperliche Störungen eigentlich entstehen, warum oberflächliche kosmetische Narbenbehandlungen nicht oder zumindest nicht langfristig helfen, was sich hinter meinem ganzheitlichen Therapiekonzept ScaRemedy® verbirgt und was es einzigartig macht. Natürlich veranschauliche ich Ihnen zudem die Wirksamkeit an verschiedenen Beispielen aus meiner Praxis.

Die gute Nachricht vorweg: Nicht alle Narben im Körper bereiten Probleme, und es ist sehr einfach festzustellen, welche behandelt werden sollten und welche nicht. Vor allem aber ist die Behandlung einfach und dauerhaft wirksam. Ich freue mich, wenn ich auch Ihnen mit meiner Narbentherapie ScaRemedy® helfen kann, Ihr körperliches Wohlbefinden wiederzuerlangen. Der erste Schritt dazu ist ein aufmerksamer Blick in dieses Buch, der zweite ein Besuch in meiner Praxis, bei dem ich gerne offene Fragen beantworte.

Ihr Heiko Bormann

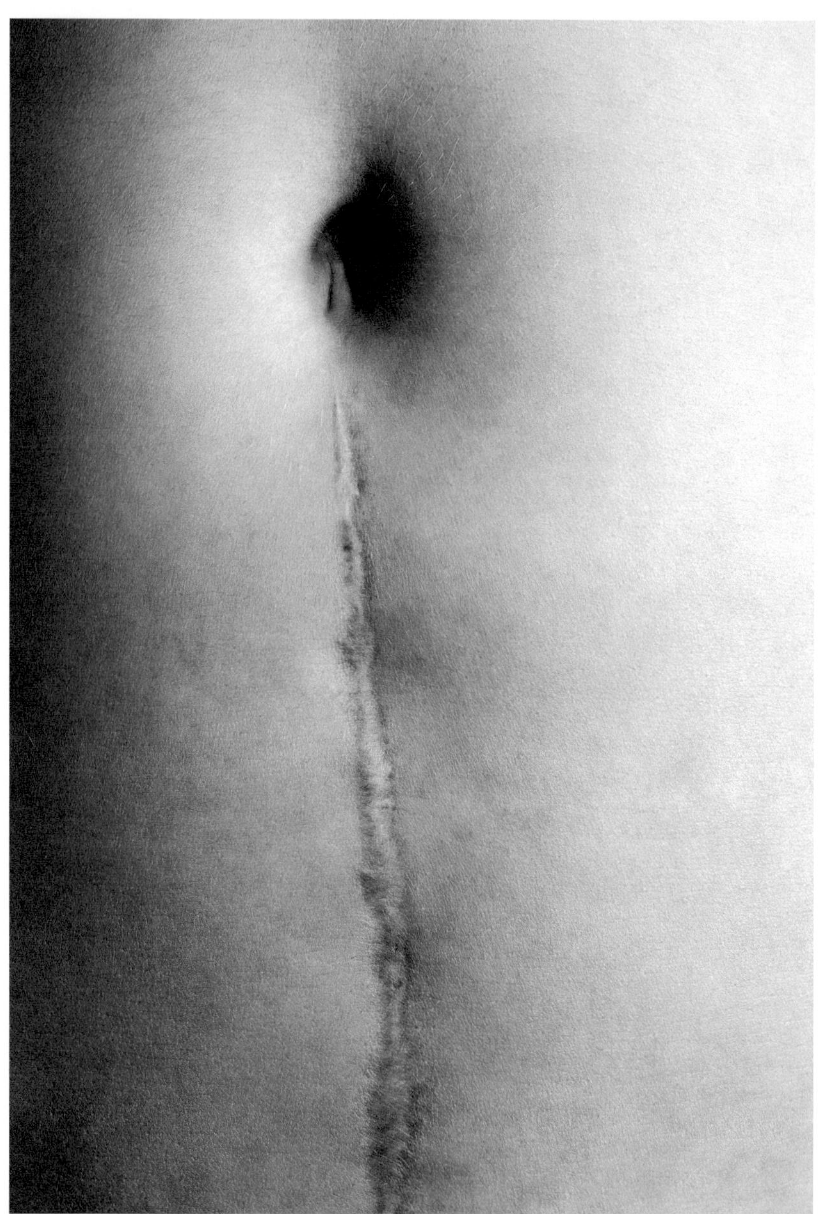

Auch wenn eine Narbe optisch gut verheilt ist, kann sie dem Körper schaden.

Kapitel 2

10 GUTE GRÜNDE, DIESES BUCH ZU LESEN

1. Narben sind eine von 90% der Patienten und den meisten Schulmedizinern verkannte Ursache für verschiedenste Beschwerden.
2. Auch wenn eine Narbe an sich keine Beschwerden macht und optisch gut verheilt ist, kann sie dem Körper schaden.
3. Narben verursachen häufig unbewusste Schon-, Fehl- und Kompensationshaltungen des Körpers.
4. Durch Narben verursachte Schmerzen oder Verschleißerscheinungen können erst nach Jahrzehnten auftreten.
5. ScaRemedy® ist eine der wenigen Behandlungen, bei der die tieferen Hautschichten erreicht werden.
6. ScaRemedy® ist relativ schmerzarm und dauerhaft wirksam.
7. ScaRemedy® ist einfach und schnell in der Anwendung.
8. ScaRemedy® verschafft in den meisten Fällen den Patienten nach einer langen Behandlungsodyssee endlich Linderung.
9. ScaRemedy® kann unnötige, teure und manchmal sogar gefährliche Operationen ersparen.
10. Sie erhalten eine klare Auskunft darüber, welche Narben untersucht bzw. behandelt werden sollten (in Kapitel 4.4.).

NARBEN – NICHT NUR EIN OPTISCHER STÖRFAKTOR

3.1. WIE ENTSTEHEN NARBEN?

Stark vereinfacht ausgedrückt, entstehen Narben als Folge von Hautverletzungen, indem bei der Wundheilung gebildetes faserreiches, gefäßarmes Gewebe das zerstörte Körpergewebe ersetzt. Um besser verstehen zu können, wie sich Narben bilden und warum sie verschiedenste Störungen verursachen können, muss man sich zunächst die Funktionsweise und den Aufbau der Haut genauer ansehen:

Die Haut ist eines der schwersten und größten Organe unseres Körpers. Sie wiegt je nach Größe und Statur eines Menschen zwischen 3,5 und 10 kg und ist circa 1,5 bis 2 Quadratmeter groß. Zu ihren Hauptfunktionen gehört der Schutz vor Umwelteinflüssen wie Nässe, Kälte und Sonnenstrahlen, aber auch Krankheitserregern und schädlichen Substanzen. Zudem reguliert die Haut die Körpertemperatur und leitet Sinneseindrücke wie Hitze, Kälte, Druck, Juckreiz oder Schmerz weiter.

Der Körper kann in der Haut Wasser oder Fett speichern und Stoffwechselprodukte ablagern. Unter dem Einfluss von Sonnenlicht produziert die Haut das lebenswichtige Vitamin D. Manche Erkrankungen lassen sich an einer veränderten Hautfarbe oder -struktur erkennen. So ist die Haut zum Beispiel meist blass, wenn sich zu wenig rote Blutkörperchen im Blut befinden, oder bei Menschen mit einer Leberentzündung gelblich gefärbt.

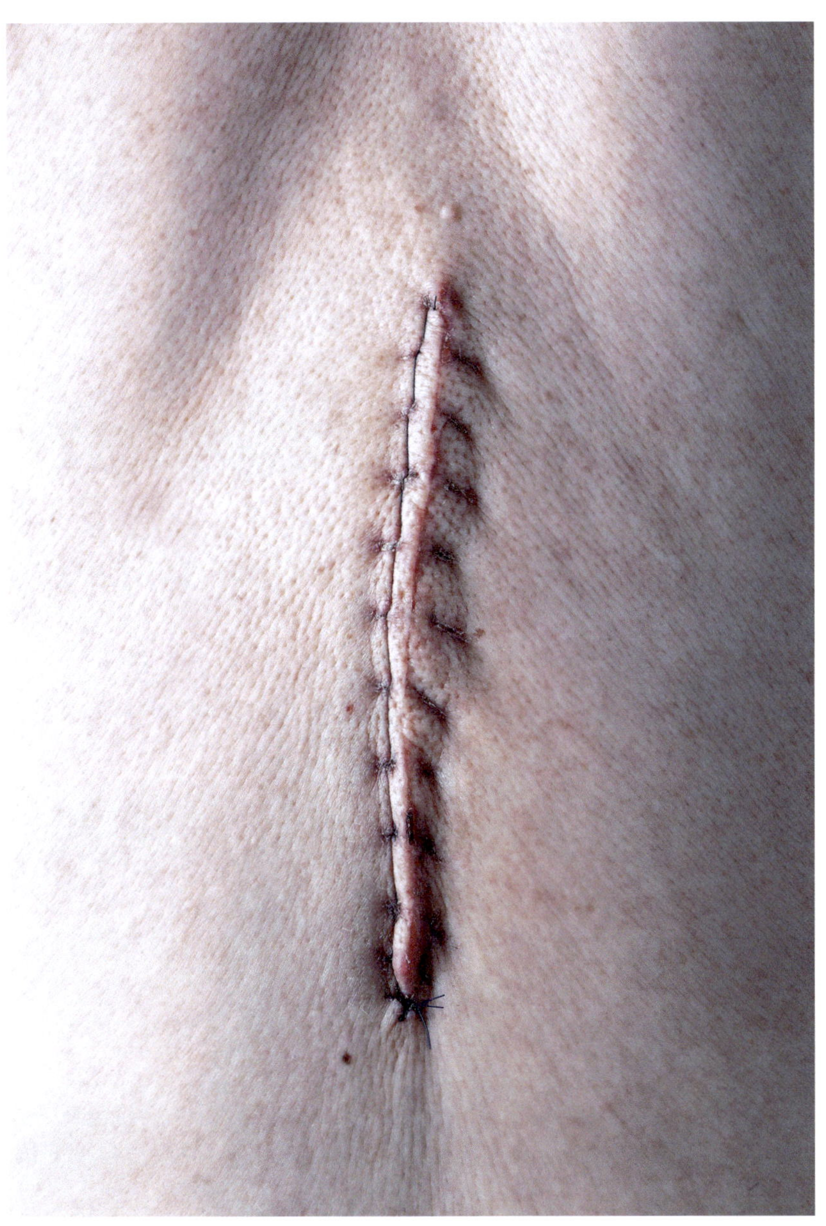

Bei der Wundheilung wird faserreiches, gefäßarmes Gewebe gebildet.

3.2. DER AUFBAU DER HAUT

Die Haut besteht aus drei Schichten: der Oberhaut (Epidermis), der Lederhaut (Dermis) und der Unterhaut (Subcutis). Die Oberhaut bildet die Hautoberfläche und erneuert sich ständig. Dabei entstehen in ihrer unteren Schicht (Keimschicht) neue Zellen, die innerhalb von vier Wochen an die Oberfläche (Hornschicht) wandern, verhornen und schließlich abgestoßen werden. Die Oberhaut ist je nach Körperregion zwischen 0,03 und 4 mm dick.

Die Lederhaut besteht aus elastischen Fasern, welche die Haut stabil und gleichzeitig dehnbar machen. Sie ist von einem Netz aus Nervenfasern und Blutgefäßen durchzogen. Über die Blutgefäße gelangen Nährstoffe und Sauerstoff sowohl zu den Zellen der Lederhaut als auch der Oberhaut, die selbst keine Blutgefäße enthält.

Die Unterhaut enthält vor allem Fettzellen und Bindegewebe (Faszien). Die Fettzellen schützen Knochen und Gelenke vor Stößen von außen und bilden zugleich ein Wärmepolster. In der Leder- und Unterhaut befinden sich außerdem Blut- und Lymphgefäße, Nervenzellen, Schweiß-, Talg- und Duftdrüsen sowie Haarwurzeln.

DIE MENSCHLICHE HAUT IM QUERSCHNITT

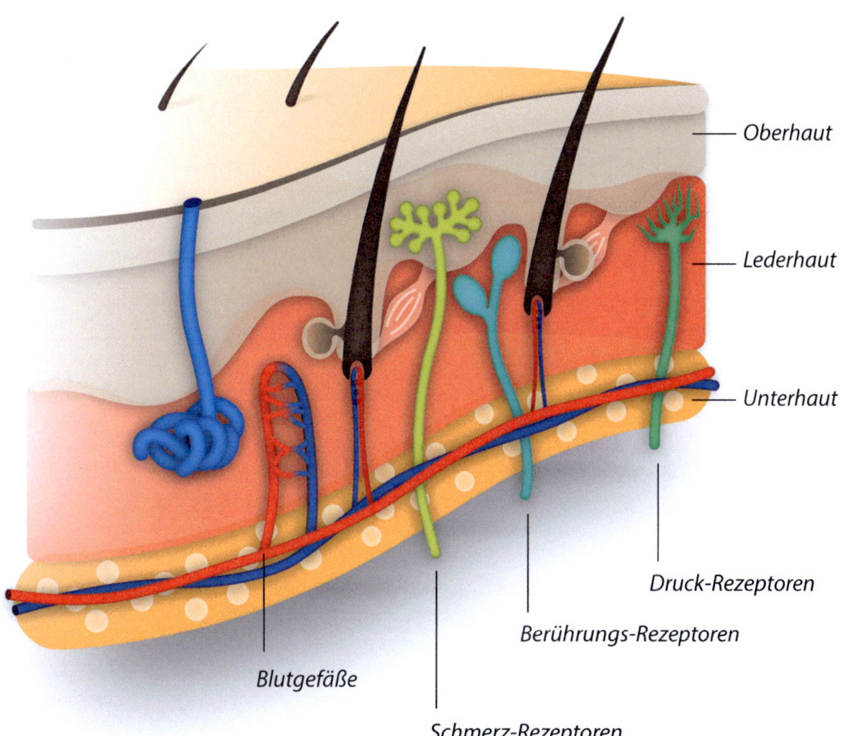

3.3. WUNDHEILUNG UND NARBENBILDUNG

Da sich die Oberhaut ohnehin ständig erneuert, heilen kleine Risse, Kratzer oder Schnitte in dieser Schicht in der Regel vollständig aus. Wenn dagegen durch eine Verletzung auch darunter liegende Hautschichten durchtrennt werden, entsteht eine Narbe. Dabei erhöht sich zunächst die Durchblutung im Bereich der Wunde, die dadurch rot und warm wird. Verschiedene Blutbestandteile wirken der Entzündung der Wunde entgegen und sorgen dafür, dass die Wunde sich verschließen kann. So unterstützt zum Beispiel das bei einer Verletzung verstärkt produzierte Fibrinogen im Blutplasma die Blutgerinnung. Zusätzlich gelangen mit dem Blut weitere für die Wundheilung notwendige Stoffe in die Wunde, vor allem Sauerstoff und bestimmte Nährstoffe.

Im weiteren Verlauf bilden sich neue Zellen, um zerstörte Haut und Blutgefäße zu ersetzen. Außerdem werden verstärkt Bindegewebsfasern produziert, die dafür sorgen, dass sich die Wunde stabilisiert und zusammenzieht. Unser Organismus ist allerdings nicht in der Lage, zerstörtes Gewebe identisch zu erneuern. Sofern nicht nur die Oberhaut verletzt wurde, ist die Bildung von Narben daher eine unvermeidliche Folge des natürlichen Heilungsprozesses.

Typischerweise ist das erneuerte Gewebe weniger elastisch und funktional eingeschränkt, insbesondere schwächer durchblutet. Die eingeschränkte Durchblutung bewirkt im Gewebe eine Unterversorgung mit Sauerstoff. Dieser anaerobe Stoffwechsel führt zu einer Übersäuerung, also einer Veränderung des pH-Wertes, und damit zu einer Veränderung der Eiweißstrukturen in den Bindegewebszellen. Man kann sich das Prinzip so veranschaulichen: Ein Hühnereiweiß kann man durch mechanische Einwirkung steif schlagen, durch thermische Belastung (erhitzen oder unterkühlen) hart machen oder mit Zitronensäure zum Gerinnen bringen. Genauso verhärten sich Eiweißstrukturen durch die pH-Wert-Veränderung im entstehenden Narbengewebe. Deshalb sind bei der Narbenbildung die Gewebsschichten aufgrund der fehlenden Elastizität nicht wie bei gesundem Gewebe gegeneinander verschiebbar, was sich auf die gesamte Statik des Körpers negativ auswirken kann (siehe Kapitel 3.3. und 3.4.).

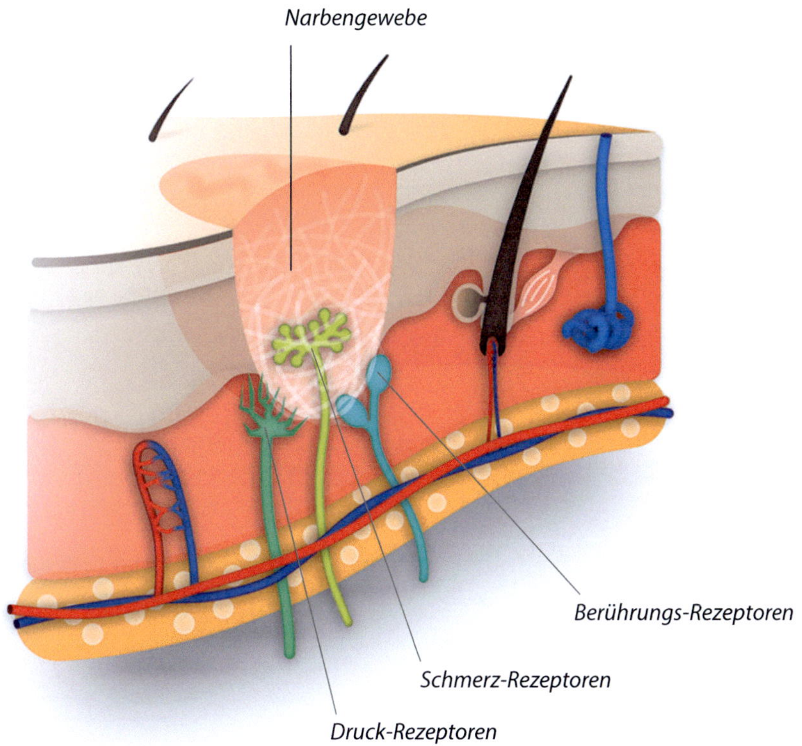

Das feste Narbengewebe kann einen Dauerreiz auf Schmerz-, Berührungs- und Druckrezeptoren in der Haut ausüben und somit verschiedene Gefühlssensationen von Taubheit über Berührungsempfindlichkeit bis zu ständigen Schmerzen hervorrufen.

VIELFÄLTIGE NARBENURSACHEN

Im Allgemeinen verbindet man mit der Entstehung von Narben meist nur Operationswunden oder Verletzungen als mögliche Auslöser. Es kommen jedoch wesentlich mehr Ursachen in Betracht: Auch durch Verbrennungen, Blasen, Insektenstiche oder -bisse, Tätowierungen, Hauttransplantationen, Warzenentfernungen, Fettabsaugungen und sogar durch Prellungen oder Verstauchungen mit inneren Blutungen kann vernarbtes Gewebe entstehen. In einigen Fällen, wie zum Beispiel bei der Fettabsaugung, liegt die Vernarbung in den unteren Hautschichten und ist somit kein kosmetisches Problem, kann aber dennoch deutliche funktionale Einschränkungen hervorrufen.

Wie sich eine Narbe im Einzelfall ausbildet, hängt wiederum von sehr unterschiedlichen Faktoren ab. Neben der Verletzungsart spielen dabei auch die betroffene Körperstelle, die individuelle Hautstruktur, die Wundhygiene, eventuelle Hämatombildung oder Entzündungen und sogar hormonelle Einflüsse eine Rolle. Der Klassifizierung der unterschiedlichen Narbentypen widmet sich das folgende Kapitel.

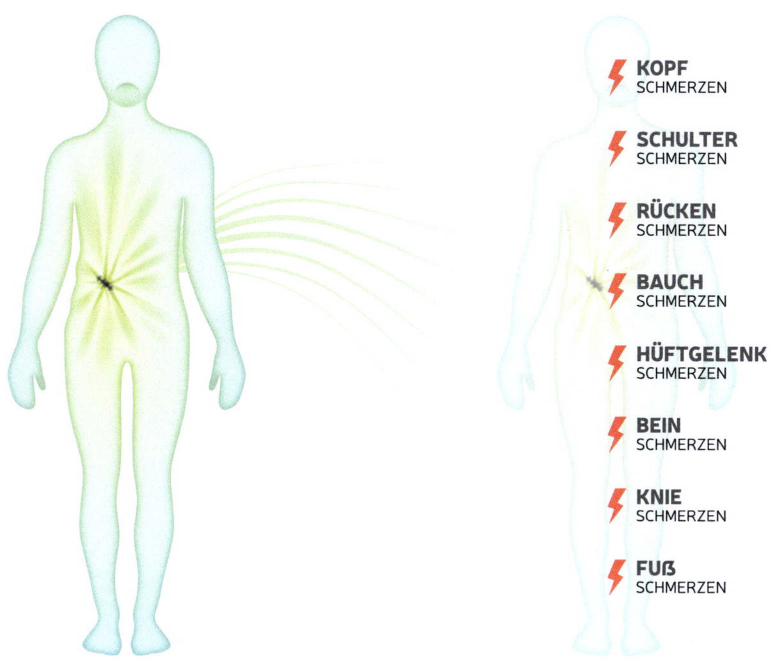
KOPF
SCHMERZEN
SCHULTER
SCHMERZEN
RÜCKEN
SCHMERZEN
BAUCH
SCHMERZEN
HÜFTGELENK
SCHMERZEN
BEIN
SCHMERZEN
KNIE
SCHMERZEN
FUẞ
SCHMERZEN

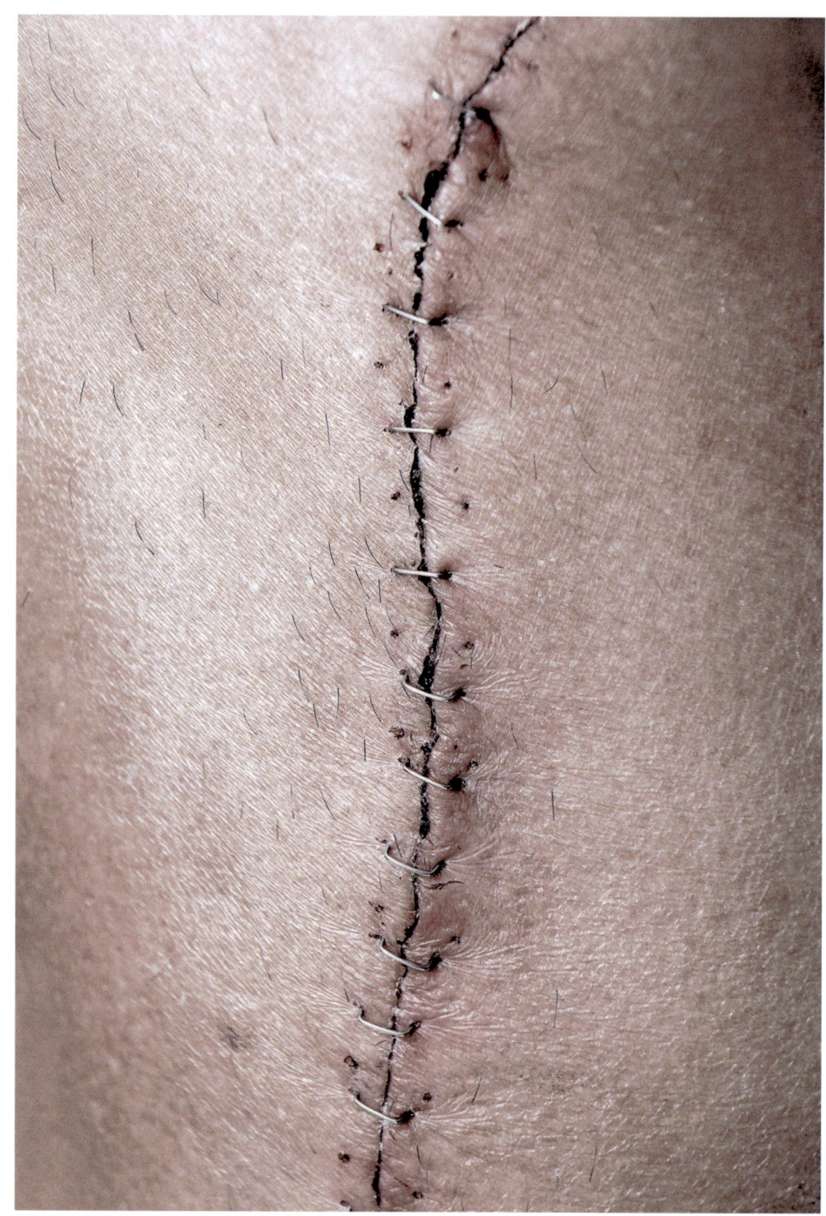

Aus Gründen der Zeitersparnis wird häufig nicht allzu großen Wert auf narbenfreundliche Nahttechniken gelegt.

3.5. WIE LASSEN SICH NARBEN KLASSIFIZIEREN?

Je nach Ursache und Wundheilung unterscheidet man fünf verschiedene Narbentypen:

FIBRÖSE NARBEN

Fibröse Narben werden auch physiologische Narben genannt und sind weich und glatt, also weder verdickt noch eingezogen. Sie ähneln in ihrer Elastizität dem umliegenden Gewebe und sind optisch eher unauffällig.

SKLEROTISCHE NARBEN

Sklerotische Narben sind die Folge von Kollagen, das unterhalb der Hautoberfläche vermehrt gebildet wird und diese dabei in die Narbe hineinzieht. Das dabei geschrumpfte oberflächliche Gewebe wird hart und unelastisch, was insbesondere in der Nähe von Gelenken häufig zu Bewegungseinschränkungen führt.

ATROPHE NARBEN

Bei atrophen Narben ist das Gewebe im Vergleich zur umgebenden Haut mehr oder weniger stark eingesenkt, was sie wie kleine Dellen oder Löcher aussehen lässt. Sie entstehen, wenn sich bei der Wundheilung zu wenig Bindegewebsfasern bilden, die dann die Wunde nicht ganz ausfüllen. Atrophe Narben sind zum Beispiel eine typische Folge von starker Akne.

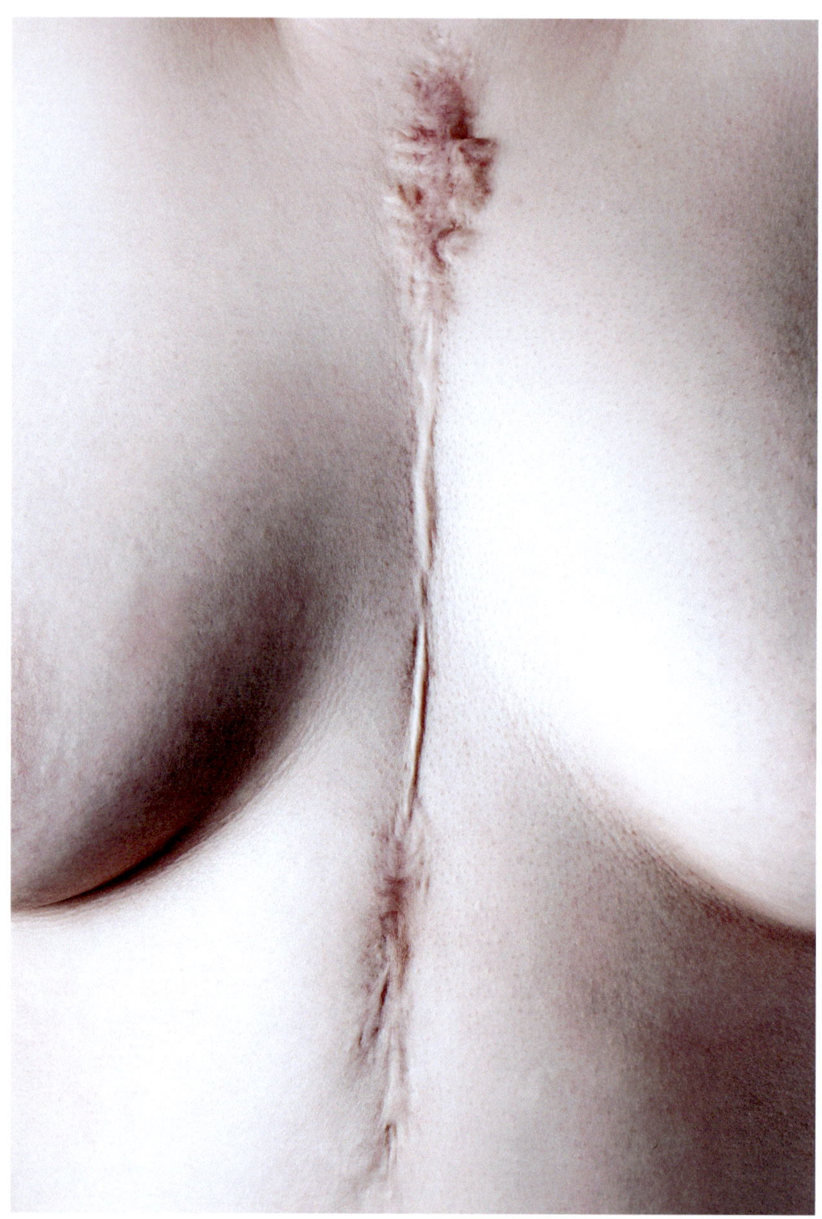

Eine typische Narbe, die sich nicht optimal entwickelt hat.

HYPERTROPHE NARBEN

Wenn der körpereigene Reparaturmechanismus über sein Ziel hinausschießt und vermehrt Bindegewebe produziert wird, entstehen hypertrophe Narben mit rotem, wulstigem Erscheinungsbild. Die Ursache dafür liegt häufig in einer verzögerten Wundheilung durch eine Infektion, eine Unverträglichkeit des vernähten Fadenmaterials oder auch durch eine ständige mechanische Reizung oder eine Verunreinigung der Wunde. Hypertrophe Narben jucken meist und sind manchmal auch schmerzhaft.

KELOIDE NARBEN

Eine andere Form von überschießendem Gewebe bilden die keloiden Narben. Dabei wuchern im Gegensatz zu den hypertrophen Narben die gebildeten Fasern über die Wundgrenzen hinaus, wobei sie große knotenartige Verdickungen bilden können. Keloide Narben treten zum Beispiel oft nach schweren Verbrennungen auf und verursachen häufig Juckreiz, Brennen oder Druckschmerzen.

Diese Klassifizierung aus schulmedizinischer Sicht ist auf das Aussehen und die Struktur der Narben fokussiert. Sie ist darüber hinaus symptomatisch dafür, dass die Schulmedizin das Phänomen Narbe nur für sich allein betrachtet, nicht aber die möglichen Auswirkungen von Narben auf den gesamten Organismus. Einen entsprechend „oberflächlichen" Ansatz verfolgen daher auch die gängigen Narbenbehandlungen (vgl. Kapitel 3.5.): Sie zielen vor allem auf eine rein kosmetische Verbesserung der Narben ab und lassen damit die eigentlichen, funktionalen Beeinträchtigungen durch Narben außer Acht, die in vielen Fällen weitaus gravierender sind als die optischen. Im Übrigen ist es wichtig zu wissen, dass selbst auf den ersten Blick sehr gut verheilte Narben noch kein Indiz dafür sind, dass diese keine Störungen im Körper verursachen.

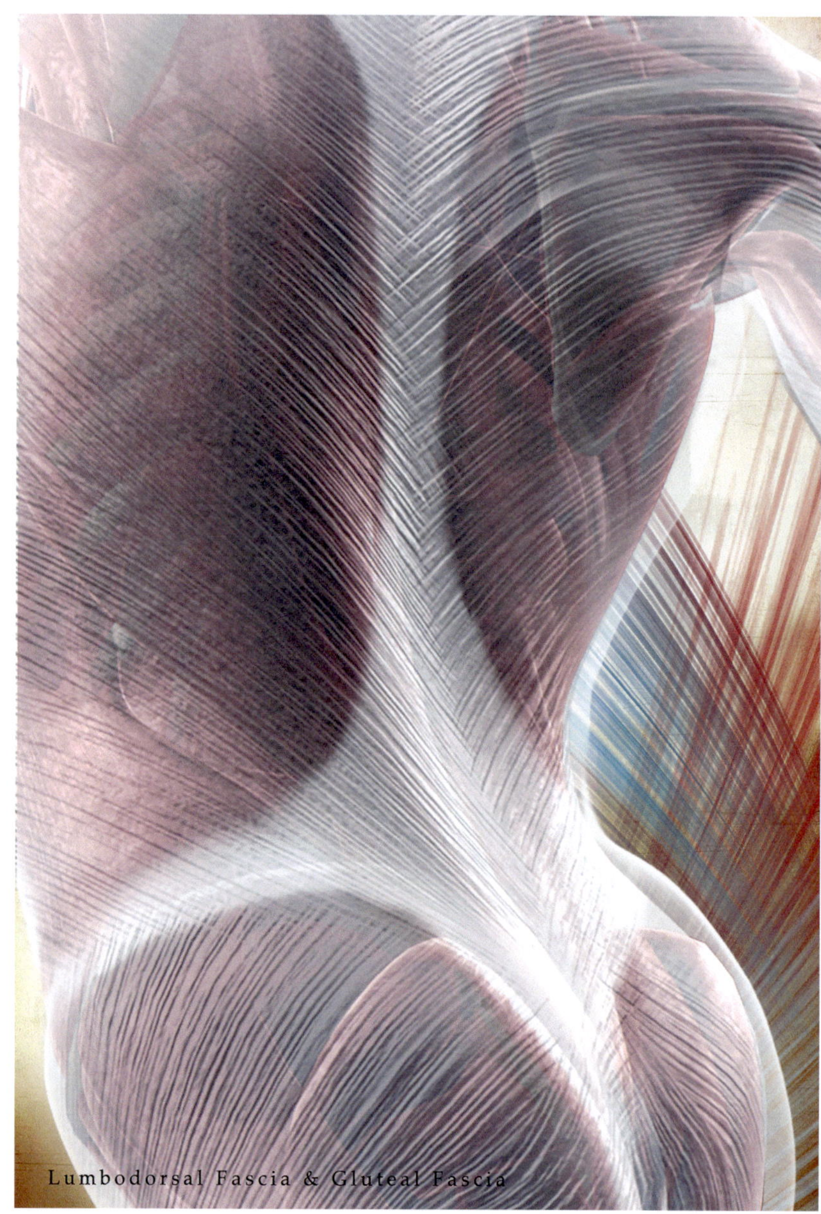

Faszien können die Ursache für bislang unerklärbare Krankheiten und Schmerzen sein.

3.6. WAS HABEN NARBEN MIT FASZIEN ZU TUN?

Faszien sind ein etwa 0,3 bis 3 Millimeter dünne, feinmaschig vernetzte weiße Bindegewebsfasern, die alles im Körper umhüllen: Organe, Muskeln, Knochen, Sehnen und sogar Blutgefäße, Nerven und das Gehirn. Nachdem sie medizinisch lange Zeit wenig Beachtung fanden, sind Faszien heute in aller Munde, weil sie mittlerweile als Ursache einiger bislang unerklärbarer Krankheiten und Schmerzen gelten.

In der Osteopathie und auch bei anderen alternativen Heilmethoden wie etwa dem Rolfing ist die Bedeutung der Faszien für Gesundheit und Wohlbefinden schon länger ein Thema. Bereits der Begründer der Osteopathie, Andrew Taylor Still, konzipierte seine Behandlungsmethode aus der festen Überzeugung heraus, dass sich alle körperlichen Strukturen und Systeme gegenseitig beeinflussen. Der Faszienforscher und frühere Rolfingtherapeut Dr. Robert Schleip hat sich erfolgreich dafür eingesetzt, dass diese Zusammenhänge nun endlich entschlüsselt und künftig stärker in therapeutische Überlegungen einbezogen werden.

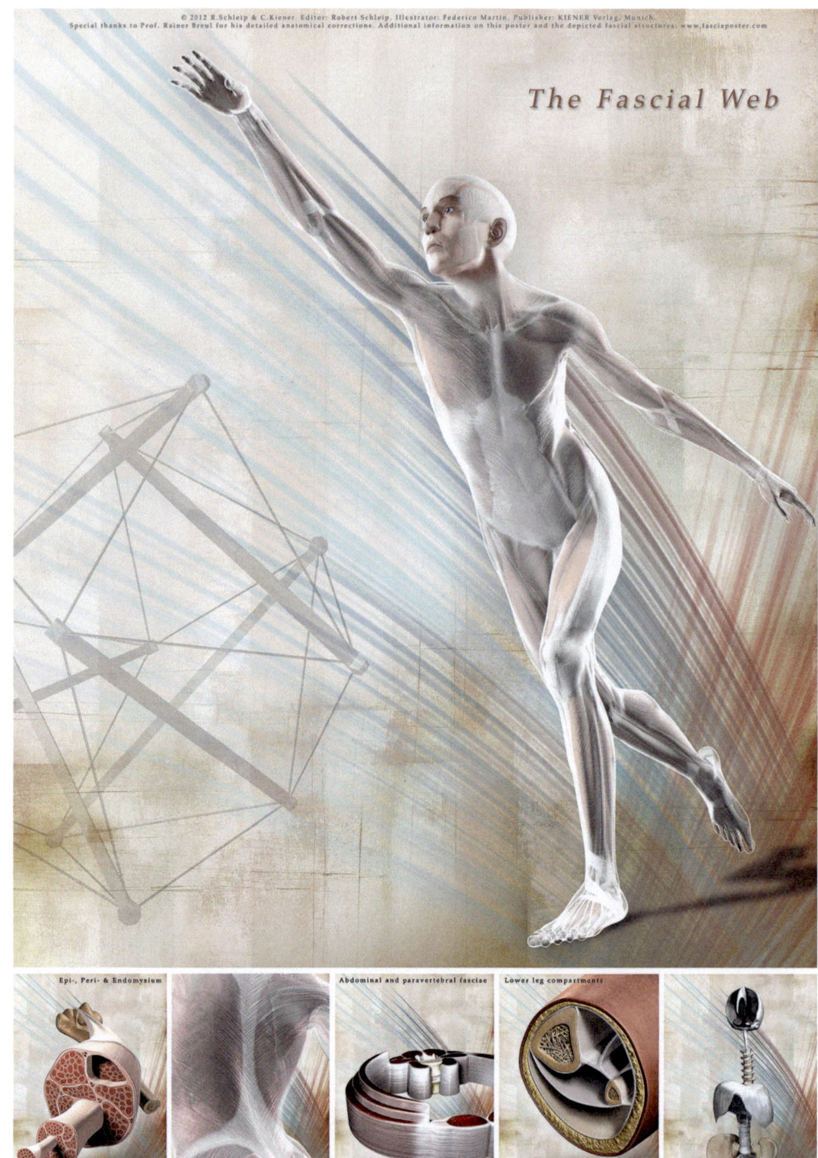

Faszien vernetzen den gesamten Körper und haben somit Einfluss auf alle Körperfunktionen.

AUFGABEN DER FASZIEN

Intakte, gleitfähige Faszien fungieren als eine Art elastischer Kleb- und Schmierstoff zwischen den Gelenken, Muskeln und Organen. So geben sie den Körperstrukturen gleichzeitig Form und machen sie gegeneinander beweglich. Faszien schützen die Muskeln vor Verletzungen und unterstützen den Körper bei der Fortbewegung.

Da die Faszien miteinander vernetzt sind und ein komplexes Bindegewebssystem bilden, können sie Spannungen und Unbeweglichkeiten auf andere, manchmal sogar weit vom Auslöser entfernt liegende Körperteile übertragen. Aus diesem Grund werden sie in verschiedenen Publikationen auch als „Geflecht der Gesundheit" oder als „innerer Halt" bezeichnet. Sie haben jedoch nicht nur Auswirkungen auf die Beweglichkeit:

Zwischen den Faszien wird die Lymphe mit den Aufbaustoffen und Abbauprodukten aus den Zellen abgeleitet. Wenn es durch Verspannungen zu einem Stau der Lymphe kommt, kann zum Beispiel der darin gelöste Blutgerinnungsfaktor Fibrinogen zu unlöslichem Fibrin gerinnen, das dann die Faszien miteinander verklebt.

Faszien sind außerdem ein Sinnesorgan: Da Faszien mit Nervenendigungen durchsetzt sind, wirken sie auch auf unser vegetatives Nervensystem, indem sie Informationen über Spannung, pH-Wert, Stoffwechsel etc. weiterleiten. Umgekehrt wirkt sich zum Beispiel Stress auf das Fasziensystem aus, indem er die Grundspannung der Faszien steigert. Dauerhafter Stress hat sogar zur Folge, dass in den Faszien dehnbare Elastinanteile durch zähe, dickere Kollagenfasern ersetzt werden, wodurch ihre Gleitfähigkeit verloren geht.

Aus dieser Bindegewebsverhärtung, die auch Triggerpunkt genannt wird, resultieren dann eine eingeschränkte Funktion der Muskulatur und langfristig schmerzende Gelenke. Auch die regulären Prozesse in Nerven, Blutgefäßen und Lymphbahnen können dadurch gestört werden. Schonhaltungen, Überlastung, Bewegungsmangel und leider auch Narben setzen oft den gleichen Veränderungsprozess der Faszien in Gang.

NARBEN BLOCKIEREN FASZIEN

Ausschlaggebend für die Bedeutung von Narben für das Fasziensystem ist ihre Beweglichkeit. In vielen Fällen ist die Narbe stark an das darunter liegende Fasziengewebe angeheftet oder mit diesem verklebt. Bei der Narbenbildung sind solche Verklebungen häufig eine Folge von Einblutungen ins Gewebe mit einer starken Fibringerinnung.

Bei diesen Verwachsungen und Verklebungen lassen sich die einzelnen Gewebsschichten nicht mehr gegeneinander verschieben. Das kann die Nervenendigungen reizen und so zu Schmerzen oder Taubheitsgefühl in der Narbe oder in daran angrenzenden Bereichen führen. Zudem wird dadurch der Bewegungsspielraum der Muskultur und Gelenke eingeschränkt. Daraus ergeben sich wiederum die genannten Verspannungen und eine gestörte Körperstatik.

Am besten kann man sich die Auswirkungen von Narben auf die fasziale Spannung und damit auf die Beweglichkeit des Körpers am Beispiel eines Knotens im Hemd veranschaulichen:

Beim Hemdknoten auf der Brust ist die Beweglichkeit von Schulter, Halswirbelsäule und Beckenwirbelsäule stark eingeschränkt. Dies zwingt automatisch zu schädigenden Schon- und Kompensationshaltungen des Körpers.

In der Ausgabe 2/2015 widmet das GEO Magazin dem Thema Faszien einen ausführlichen Artikel. Darin wird indirekt Carla Stecco zitiert, Professorin für Anatomie in Padua und eine ausgewiesene Faszien-Spezialistin. Sie kommt darin ebenfalls zu dem Schluss, dass Narben erheblichen Einfluss auf das Fasziensystem haben:

„Die inneren Wunden verheilen oft schlecht, es entstehen schlimme Verwachsungen, die noch Jahre später für Probleme sorgen. Denn Narben errichten häufig regelrechte Mauern aus Bindegewebe. Diese Barrieren, glaubt die Anatomin, könnten im Prinzip die Ursachen vieler Krankheiten sein – in ihnen liege aber auch das Potenzial, ebendiese zu heilen." (Vgl. GEO Magazin, Ausgabe 2/2015, Seite 102/103).

Wenn man sich die möglichen Auswirkungen von Narben auf das Fasziensystem vergegenwärtigt, werden auch die vielen indirekten Folgen nachvollziehbar: Narben können die unterschiedlichsten Kettenreaktionen im menschlichen Körper auslösen, die fast immer mit Schmerzzuständen enden. Im folgenden Kapitel geht es im Detail um diese vielfältigen Beschwerden.

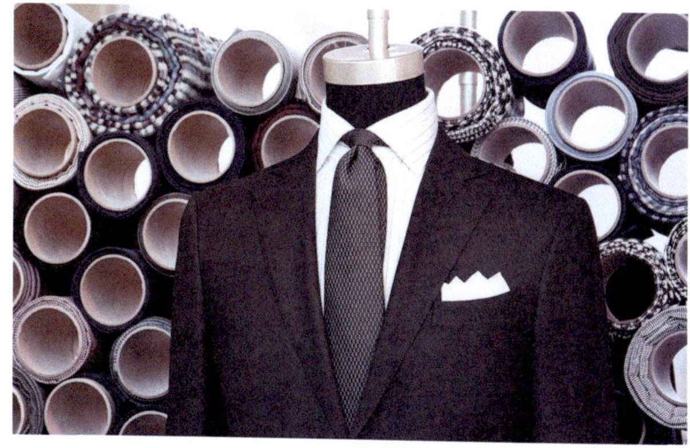

Faszien umkleiden den Körper wie einen Maßanzug.

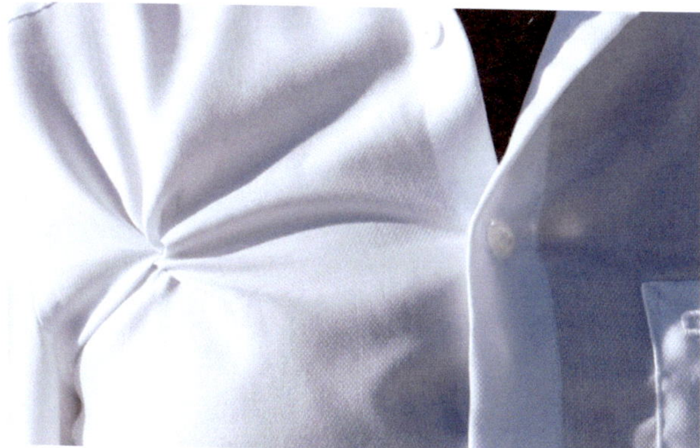

Eine Narbe am Körper ist wie ein Knoten in einem Hemd. Es entstehen Spannungen im gesamten System.

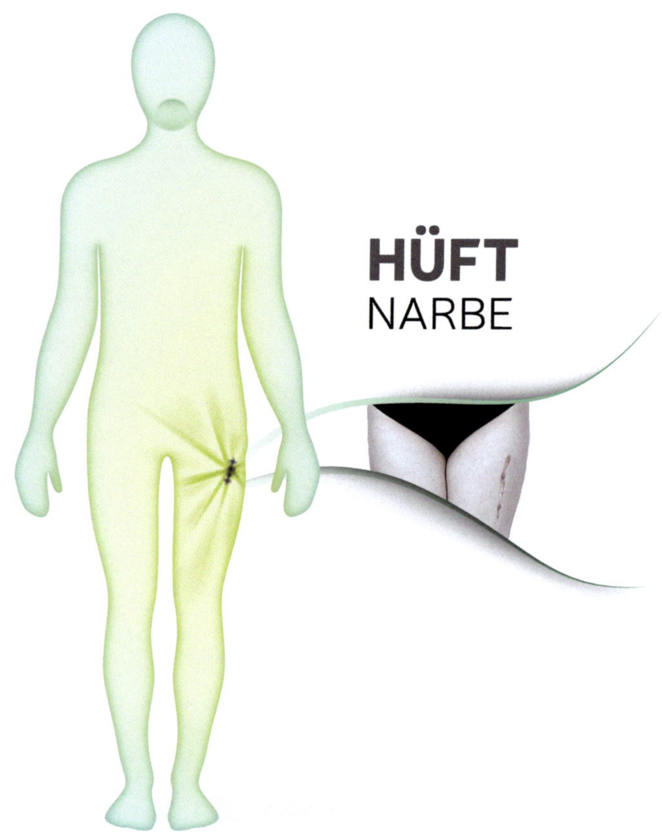

Narben nach einer Hüft-TEP Operation machen häufig Beschwerden, die Hüft- und Beinmuskulatur kann oft nicht richtig funktionieren.

3.7. WELCHE SCHMERZEN KÖNNEN NARBEN VERURSACHEN?

Das Zentrum für integrative Medizin Bornemann ist auf Schmerzpatienten spezialisiert. Sehr häufig kommen Frauen mit Kaiserschnittnarben in die Praxis, die keine Ahnung haben, dass diese Narbe die Ursache ihrer Schmerzen und Einschränkungen ist. Manche haben durch die narbenbedingte Fehlspannung im Bauchraum Schmerzen in Rücken, Ischias oder Schulter. Andere leiden beispielsweise unter Migräne, ständigem Harndrang oder Verstopfung. Natürlich können auch die Narben selbst schmerzen oder Gefühlsstörungen verursachen. Wir unterscheiden daher zwischen direkten und indirekten Narbenschmerzen. Eins haben sie aber alle gemeinsam: Mit der ganzheitlichen Narbentherapie ScaRemedy® lassen sie sich dauerhaft auflösen!

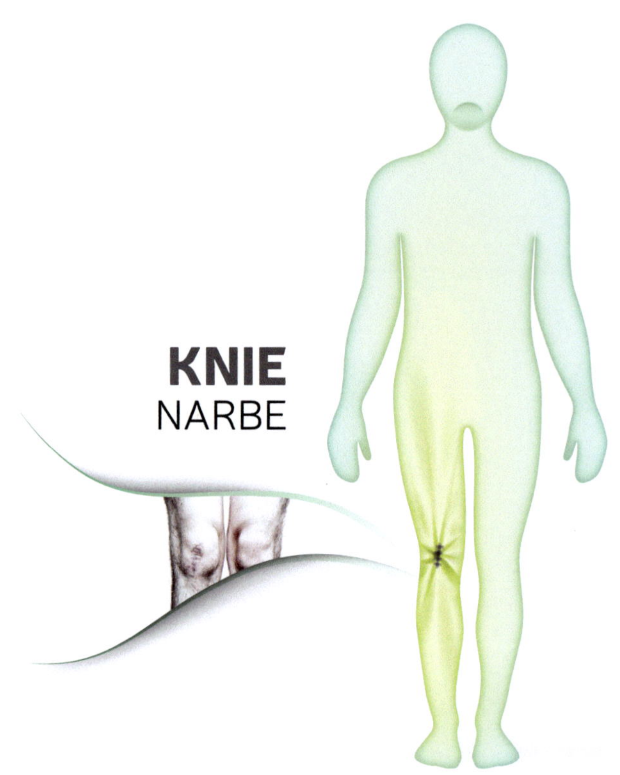

Narben nach einer Knie-Operation verkleben oft die Funktion der Kniescheibe und führen dadurch zu Schmerzen und Bewegungseinschränkung.

DIREKTE NARBENSCHMERZEN

Die Narbe selbst kann aufgrund der Verwachsung oder Verklebung schmerzen, weil durch die Narbe Zug auf das Gewebe ausgeübt wird. Manchmal beruht Narbenschmerz auch auf einer Entzündung des Narbengewebes oder auf einem Fremdkörper in der Narbe, zum Beispiel in Form von Operationsfäden.

Wenn im Bereich der Narbe Nervenendigungen geschädigt oder blockiert sind, kommt es häufig zu sehr unangenehmen Gefühlsstörungen wie Taubheit, Juckreiz, Brennen oder Wetterfühligkeit. Gerade diese Beschwerden werden in der Schulmedizin leider häufig als „normale Narbensymptomatik" angesehen, mit der sich die Betroffenen angeblich abfinden müssen. Umgekehrt kann die Narbe auch zu einer dauerhaften Nervenreizung und damit verbundenen Schmerzzuständen führen.

INDIREKTE NARBENSCHMERZEN

Die wohl häufigste indirekte schmerzhafte Folge von Narben ist die im Kapitel über Faszien beschriebene Verklebung und Verwachsung von Bindegewebe, die das reibungslose Zusammenspiel von Nerven, Muskeln und Gelenken stört. Dabei können ganze Muskelketten lahmgelegt, Sehnen und Bänder überlastet und gereizt und die gesamte Statik des Körpers verändert werden.

Zu den langfristigen Schäden, die sich aus diesen funktionalen Störungen ergeben, zählen Schleimbeutelentzündungen, Verkalkungen, Nervenkompressionen, Sehnenreizung bis hin zum Sehnenabriss, Kapselschrumpfung und Gelenkverschleiß. Ein Beispiel verdeutlicht diese komplexen Reaktionsketten, die auf dem Zusammenspiel von Muskeln und Gelenken im Bewegungsablauf basieren:

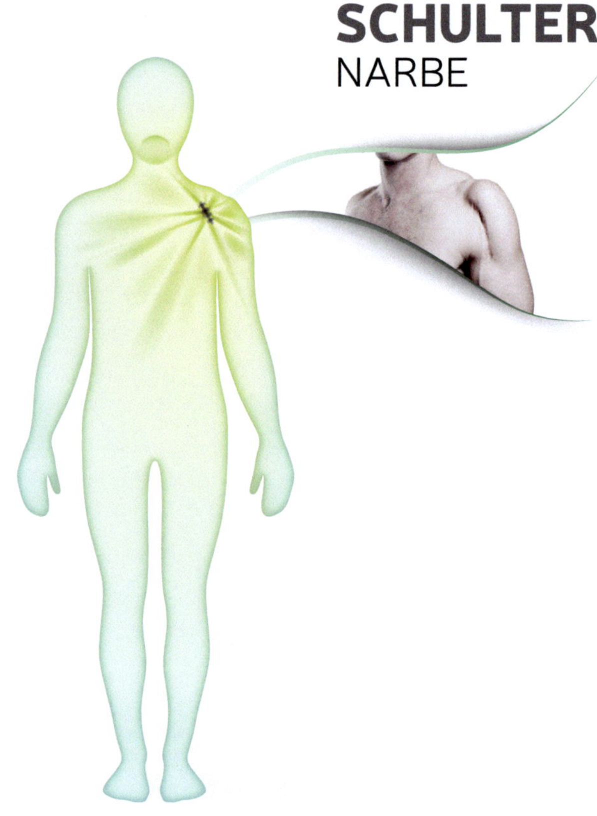

Narben nach einer Schulter-OP können zu einer Bewegungseinschränkung führen.

EIN BEISPIEL

Beim Schultergelenk muss zum normalen Anheben des Armes nicht nur die Muskulatur oberhalb des Armes angespannt werden. Es ist dabei gleichzeitig erforderlich, dass der Oberarmkopf nach hinten und unten gleitet, damit der Gelenkkopf nicht auskugelt oder am Schulterblatt anstößt. Das Schultergelenk macht dabei physiologisch eine Rollbewegung nach oben und eine Gleitbewegung nach hinten. Bei einer Störung dieses Bewegungsablaufs durch Fehlfunktionen von Muskeln oder Neven kommt es zunächst unweigerlich zu Schulter-Arm-Problemen.

Um Schmerzen in der Schulter zu vermeiden, nimmt der Patient in diesem Fall wahrscheinlich eine dauerhafte Kompensationshaltung ein. Im Lauf der Zeit wird dadurch der Trapezmuskel in Mitleidenschaft gezogen, der den ganzen Rücken fächerförmig bedeckt und vom Hinterkopf bis zum Becken reicht. Mittelbare Folgen der Schulter-Arm-Problematik können dann Schmerzen der Lendenwirbelsäule und des Iliosacralgelenks, ein Beckenschiefstand mit daraus resultierenden Hüft- oder Knieschmerzen oder auch Nacken- und Kopfschmerzen, Kiefergelenksbeschwerden und sogar Sehstörungen sein.

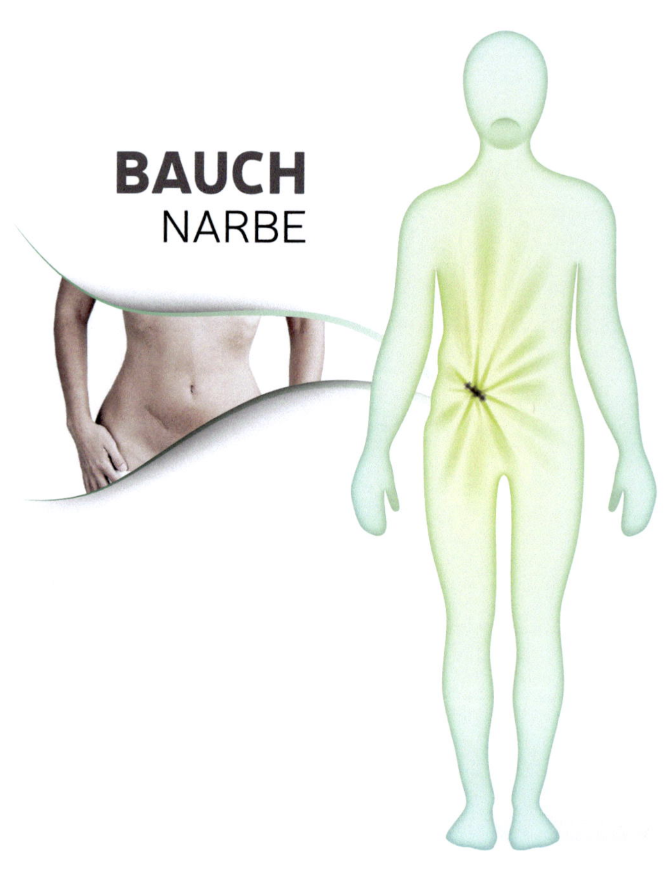

Blinddarm- und Sectionarben können zu Rücken-, Bauch- oder gar Knieproblemen führen.

STÖRUNGEN VON ORGANEN, LYMPHBAHNEN, BLUTGEFÄSSEN UND NERVEN

Es gibt eine ganze Reihe weiterer indirekter Narbenschmerzen: Vernarbtes Gewebe im Bauchraum kann zum Beispiel die normale Organtätigkeit einschränken und so vielfältige Schmerzen und Probleme in Magen, Darm und Blase verursachen. In manchen Fällen behindern Narben durch die Verhärtung des Bindegewebes erheblich den Lymphabfluss und führen so zu einem gravierenden Rückstau. Typisch ist etwa nach Brustoperationen ein stark geschwollener Arm auf der operierten Seite.

Eine andere Konsequenz sind durch Narbenverwachsungen gestauchte Blutgefäße, die zu einer Unterversorgung mit Sauerstoff und Nährstoffen im betroffenen Gewebe führen. Auch eine Beeinflussung des vegetativen Nervensystems durch Narben ist möglich. Auf diese Weise können Narben indirekt Nervosität steigern, Schlafstörungen oder Herz-Kreislauf-Probleme hervorrufen und sogar den gesamten Stoffwechsel einschränken.

Aufgrund der Komplexität des menschlichen Organismus wäre es unmöglich, an dieser Stelle alle denkbaren, ursächlich durch Narben hervorgerufenen gesundheitlichen Einschränkungen aufzuzählen. Wichtig ist vor allem:

Wenn augenscheinlich kein Auslöser für dauerhafte Probleme gefunden werden kann, ist es unbedingt ratsam, sich vorhandene Narben in Erinnerung zu rufen und als mögliche Störfaktoren zu überprüfen. Viele Beschwerden machen sich erst nach Jahren bemerkbar, weil der Körper durch das vernarbte Gewebe immer unflexibler wird und die Bewegungseinschränkung nicht mehr kompensieren kann. Da die belastende Schonhaltung den meisten Patienten gar nicht bewusst ist, sind viele sehr überrascht, wenn Bewegungen nach der Behandlung mit ScaRemedy® plötzlich wieder mühelos möglich sind. Sehen Sie dazu auch die Patientenbeispiele in Kapitel 5.

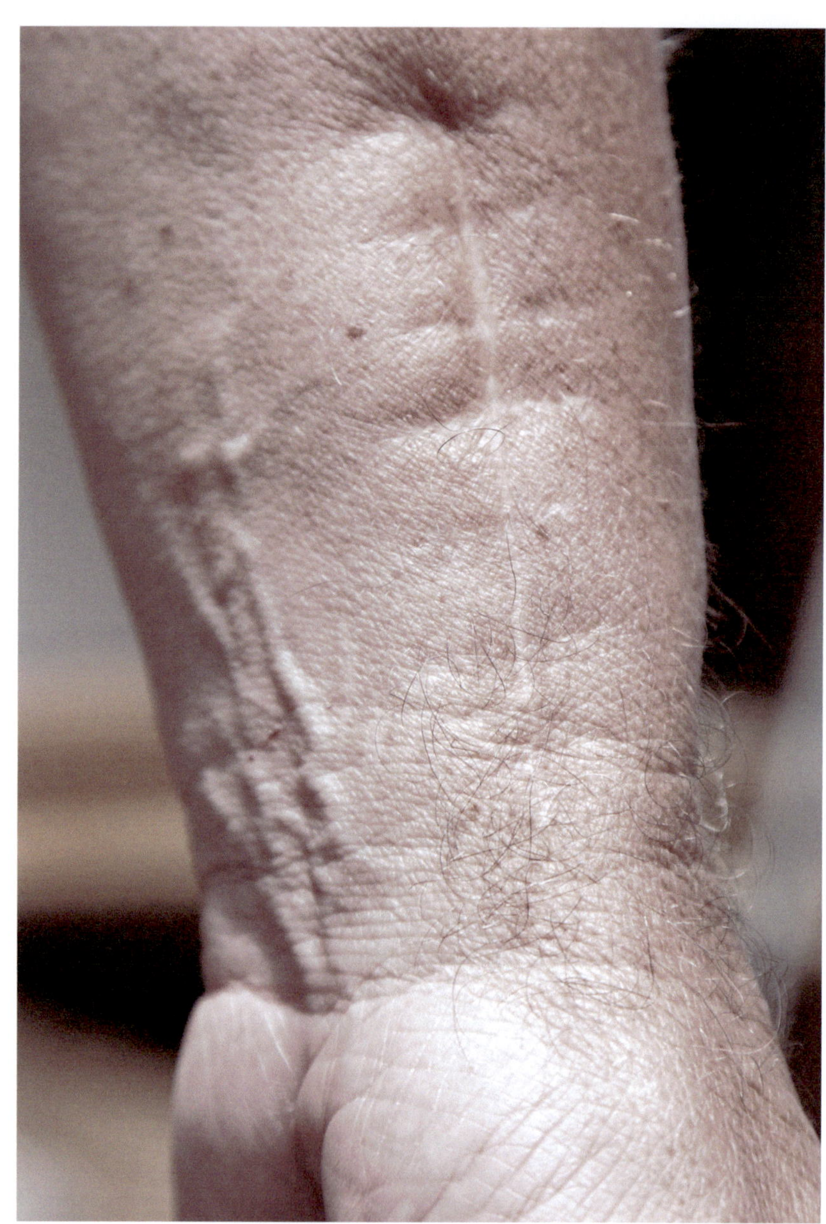

Durch zu festes Nähen machen Narben häufig an ihren Enden Probleme.

3.8. WELCHE NARBENTHERAPIEN GAB ES BISHER?

Die meisten der angebotenen schulmedizinischen Narbentherapien zielen auf eine rein kosmetische Verbesserung der Narben. Grundsätzlich wird dabei meist versucht, Narben mechanisch durch Schneiden, Brennen, Hobeln, Schleifen, Vereisen etc. oder auch mittels Verabreichung spezieller Wirkstoffe zu verkleinern oder farblich weniger auffällig erscheinen zu lassen. Durch einige präventiv angewendete Therapien sollen Narben möglichst gar nicht erst entstehen. Manche Therapien sind mit Schmerzen oder sogar mit Risiken verbunden und nur wenige sind dauerhaft wirksam. Hier werden sie in alphabetischer Reihenfolge kurz vorgestellt:

ABLATIVE LASER-THERAPIE

Bei der ablativen Laser-Therapie wird bei hypertrophen Narben das überschüssige Narbengewebe an der Hautoberfläche durch einen speziellen Abtrage-Laser in dünnen Schichten entfernt. Leider ist es möglich, dass bei starker Neigung zu wucherndem Bindegewebe nach der Behandlung erneut überschießendes Narbengewebe entsteht. Zudem verursacht der Abtrage-Laser eine neue Wunde, die wiederum zu Infektionen, neuer Narbenbildung und Pigmentstörungen führen kann.

ACE-HEMMER UND ANTIMETABOLITE

ACE-Hemmer sind Medikamente, die häufig bei Bluthochdruck oder Herzschwäche eingesetzt werden. In medizinischen Tests zeigte sich nach sechsmonatiger Einnahme zumindest eine sichtbare Verbesserung keloider Narben. Antimetabolite stören die Zellteilung im Körper und werden oft zur Behandlung von Krebserkrankungen eingesetzt. Bei keloiden Narben bewirkt die Gabe von Antimetaboliten eine Abflachung.

BOTOX (KURZ FÜR BOTULINUMTOXIN)

Das Nervengift Botox kommt in der Medizin auf vielfältige Weise zum Einsatz. In der Narbentherapie wird es genutzt, weil es die Erregungsübertragung von Nervenzellen hemmt und so die Muskulatur schwächt. Bei gezielter lokaler Injektion unmittelbar nach einem Wundverschluss führt Botox zu einer Abnahme der Gewebsspannung im Narbenbereich und einer deutlich reduzierten Narbenbildung. Zur Wirkung einer Botox-Injektion bei bestehenden Narben gibt es derzeit noch keine Erkenntnisse.

CORTISON

Eine der vielen Wirkungen von Cortison besteht darin, eine beschleunigte Zellteilung zu verlangsamen. Aus diesem Grund injiziert man es bei hypertrophen und keloiden Narben, um die übermäßige Kollagenproduktion zu reduzieren. Die Narbe wird dadurch etwas flacher und weicher. Bei zu häufiger Anwendung von Cortison kann es allerdings vorkommen, dass aus einer wulstigen Narbe eine eingesunkene Narbe entsteht.

DERMABRASION (ABSCHLEIFUNG)

Bei der Dermabrasion werden die Ränder von Aknenarben oder die Wülste von Keloiden mit einem rotierenden Schleifkopf abgetragen. So werden harte Schatten im Übergang zum gesunden Gewebe bzw. die Höhe der Narbe reduziert. Leider ist diese Methode nicht schmerzfrei, sodass sich bei großflächigen Narben eine Vollnarkose empfiehlt. Zudem birgt die neu erworbene Schürfwunde das Risiko von Infektionen, Pigmentstörungen und erneuter Narbenbildung. Heute wird anstelle der Dermabrasion häufig die ablative Laser-Therapie angewendet.

FRAKTIONALE LASERTHERAPIE (FRAXEL-LASER)

Das Besondere bei der fraktionalen Lasertherapie ist ihre Einsatzmöglichkeit bei fast allen Arten von Narben. Der Fraxel-Laser schießt nur punktuell mikroskopisch kleine Löcher in die Haut, die dadurch mehr Kollagen produziert und das Narbengewebe umstrukturiert. Die umliegenden, nicht behandelten Bereiche bleiben dabei intakt, was eine schnelle Hauterneuerung bewirkt. Das Ergebnis ist eine Glättung der Narben, gegebenenfalls können mit dieser Therapie auch bräunliche Narben aufgehellt werden. Kurzzeitige Schwellungen und Rötungen sind möglich. Außerdem ist es eine rein kosmetische Behandlung.

HYALURON

Für die Behandlung atropher Narben eignet sich Hyaluronsäure, die entweder per Spritze injiziert oder mit Lufthochdruck eingeschossen wird. Die eingesunkene Narbe wird durch das Hyaluron aufgefüllt und passt sich dadurch dem umgebenden Hautniveau an. Meist sind für sichtbare Erfolge zwei oder mehr Behandlungen im Abstand von einer Woche erforderlich. Außer gelegentlichen, schnell wieder abklingenden Hautrötungen ist diese Therapie sehr gut verträglich. Der Nachteil liegt allerdings darin, dass sich Hyaluron in der Haut innerhalb von sechs bis zwölf Monaten wieder abbaut, so dass die Therapie kontinuierlich wiederholt werden muss.

KOMPRESSIONSTHERAPIE

Diese Behandlungsmethode kommt insbesondere bei großflächigen Verletzungen oder Verbrennungen zum Einsatz: Durch einen speziellen Kompressions-, bzw. Druckverband wird der Heilungsverlauf verbessert und so die Narbenbildung reduziert. Sinnvoll ist auch speziell für die verletzte Körperregion angepasste Kompressionswäsche, mit der die Bewegungsfreiheit eingeschränkt und somit Überdehnungen vermieden werden. Der Patient muss sie allerdings mehrere Monate kontinuierlich tragen. Druckverbände und Kompressionswäsche dienen also der Narbenprävention und sind mit allen anderen Therapien kombinierbar.

KYROTHERAPIE (VEREISUNG)

Die Kryotherapie ist eine noch relativ neue Therapiemethode: Dabei wird eine spezielle Kältesonde in überschießendes Narbengewebe eingeführt und mit einem Behälter verbunden, der flüssigen Stickstoff mit einer Temperatur von -195,8°C enthält. Der durch die Sonde zirkulierende Stickstoff gibt nur die Kälte an das Gewebe ab, das so von innen nach außen gefroren wird. Durch die Vereisung wird das Gewebe umstrukturiert und beginnt zu schrumpfen. Die Behandlung wird in der Regel ambulant mit lokaler Betäubung durchgeführt. Erste Resultate sind nach etwa drei Monaten sichtbar, das endgültige Ergebnis zeigt sich nach einem Jahr.

LASERTHERAPIE MIT GEFÄSSLASER ODER RUBINLASER

Mit Hilfe eines Gefäßlasers lässt sich gerötetes Narbengewebe effektiv aufhellen. Das vom Gefäßlaser ausgestrahlte Licht wird von den roten Blutfarbstoffen absorbiert und die dabei entstehende Hitze führt zu einem Verschluss der Gefäße. Durch dieses „Verschweißen" verringert sich die Blutversorgung, wodurch die Narbe heller erscheint und sich zudem verkleinert. Die Behandlung ist meist schmerzlos, unkompliziert und nebenwirkungsfrei, da sich keine neuen Wunden bilden. Bei eher bräunlich pigmentierten Narben kommt ein Rubinlaser zum Einsatz.

MASSAGEN

Bei Verbrennungsnarben kann ein Physiotherapeut durch spezielle Massagen das Narbengewebe mobilisieren, sobald der Wundheilungsprozess abgeschlossen ist. Dabei wird die Durchblutung angeregt und das Bindegewebe gelockert, was der langfristigen Entstehung auffälliger Narben entgegenwirkt.

MICRONEEDLING

Diese Narbentherapie erfolgt entweder mittels eines sogenannten Dermarollers, der mit mikrofeinen Nadeln besetzt ist, oder mit einem Microperforator, bei dem sich die Nadeln durch elektrischen Antrieb auf und ab bewegen. Der Dermaroller bzw. der Microperforator wird mit etwas Druck über die Haut geführt, wobei die Nadeln tausende winzig kleine Wunden verursachen. Diese Mikroverletzungen setzen einen Wundheilungsprozess mit gesteigerter Kollagenbildung in Gang, der die Haut festigt und strafft. Dadurch, dass die Hautoberflächliche vorab mit einer Salbe betäubt wird, sind die Nadeln kaum spürbar. Es kommt aber nach der Behandlung vorübergehend zu punktförmigen Krusten, Schwellungen oder kleinen Blutergüssen. Meist sind mehrere Needling-Sitzungen notwendig.

NARBENREVISION (OPERATIVE KORREKTUR)

Narben lassen sich auch durch einen chirurgischen Eingriff korrigieren, wobei sich je nach Beschaffenheit der Narbe mehrere Operationsverfahren anbieten. In den meisten Fällen wird das Narbengewebe entfernt und die Wunde anschließend erst unter und dann über der Haut vernäht. Sofern die betreffende Körperregion keiner besonderen Spannung ausgesetzt ist, lässt sich die Wunde auch ohne Naht verkleben. Wichtig ist der spannungsfreie Wundverschluss, damit die Narbe später nicht als störend empfunden wird. Bei der Narbenkorrektur besteht natürlich das Risiko erneuter Schwellungen, Blutergüsse und Narbenbildung.

NARBENSALBEN

Narbensalben eignen sich ideal als Präventivmaßnahme, um unschöne Narben möglichst gar nicht erst entstehen zu lassen. Sie sind als Creme oder Gel mit den unterschiedlichsten Wirkstoffen erhältlich und sollten am besten leicht einmassiert werden, weil so die Durchblutung gefördert wird und die Salbe besser ins Gewebe eindringen kann. Auch eine regelmäßige Behandlung ist für die Wirksamkeit unerlässlich. Narbensalben haben keine Nebenwirkungen und ergänzen sich ideal mit allen anderen Therapieformen.

PERMANENT MAKE-UP UND CAMOUFLAGE

Nicht im eigentlichen Sinn zur Narbentherapie gehören Permament Make-up und Camouflage. Mit Permanent Make-up ist insbesondere bei hellen Narben durch eine schonende Form der Tätowierung eine farbliche Angleichung der Narbe an den umgebenden Hautfarbton möglich. Dabei wird mit feinen Nadeln der passende Farbton unter die Haut gebracht. Weil diese Mikropigmentierung der oberen Hautschichten mit der Zeit verblasst, sollte nach etwa ein bis zwei Jahren das Permanent Make-up erneuert werden. Im Sommer wie im Winter lässt Camouflage oder ein anderes sehr stark deckendes Make-up jede Narbe unauffälliger erscheinen. Allerdings ist der Aufwand dabei durch das täglich erforderliche Auftragen recht hoch.

PHENOL-PEELING

Das Phenol-Peeling ähnelt dem TCA-Peeling, dringt allerdings in tiefere Hautschichten. Nach lokaler Betäubung oder Vollnarkose trägt man dabei eine Mischung aus Phenol, Krotonöl und anderen Substanzen auf das Narbengewebe auf. In der Folge schwillt die Haut an und schält sich auf ähnliche Weise wie bei einer Verbrennung zweiten Grades ab. Diese Behandlungsmethode wird vorrangig bei Aknenarben angewendet, um deren Tiefe zu verringern. Überpigmentierung, Infektionen und eine erneute Narbenbildung sind dabei nicht auszuschließen.

RÖNTGENBESTRAHLUNG

Eine Röntgenbestrahlung wird ausschließlich bei Erwachsenen genutzt, um nach einer Narbenrevision das Wiederauftreten keloider Narben zu verhindern. Direkt im Anschluss an die Operation gibt man 6- bis 10-mal im täglichen oder zweitäglichen Rhythmus eine geringe Strahlendosis auf die betroffene Stelle. Dabei dringen die Strahlen nur etwa 4 bis 6 Millimeter in die Haut ein und dämpfen dort die Zellteilung. Zu den zahlreichen unerwünschten Nebenwirkungen dieser Therapie zählen allerdings eine zeitweilige Rötung und Schuppung im bestrahlten Hautbereich, dauerhafte Pigmentstörungen, Hauttrockenheit sowie das erhöhte Risiko der Entstehung bösartiger Hauttumore.

SILIKON-VERBAND

Auch diese Therapie gehört zu den präventiven Maßnahmen. Nach Abschluss der Wundheilung schaffen Verbände mit Silikon eine feuchte Kammer und verhindern so das Austrocknen der Narbe. Außerdem erhöhen sie die Elastizität. Damit werden ideale Voraussetzungen für den Heilungsprozess geschaffen. Silikon ist als Creme, Gel, Spray, Folie, Kissen oder Pflaster erhältlich. Die Anwendung sollte drei bis sechs Monate lang erfolgen.

TCA-PEELING (TRICHLORESSIGSÄURE)

Beim TCA-Peeling wird eine Trichloressigsäure auf die Narbe aufgetragen, die je nach Konzentration eine stärkere oder schwächere Wirkung entfaltet: Die chemische Substanz zerstört die Oberhaut und ggf. auch Teile der Lederhaut, die dann nach ein paar Tagen beginnt, sich zu schälen und anschließend zu regenerieren. Das TCA-Peeling wird wie das Phenol-Peeling häufig zur kosmetischen Verbesserung von Aknenarben eingesetzt. Auch hier können als Nebenwirkungen Überpigmentierung, Infektionen und eine erneute Narbenbildung auftreten.

ULTRASCHALL

Die ersten zur Narbenbehandlung eingesetzten Ultraschallgeräte brachten keine positiven Ergebnisse, aber Studien zufolge sollen die Geräte der neusten Generation durch eine Art gezielte Tiefenmassage weitaus besser wirken. Beim Durchdringen des Gewebes wandeln sich die Schallwellen in Wärme und Vibration, was die Durchblutung und den Lymphabfluss fördert. Zugleich wird dadurch die Stoffwechselaktivität der Zellen erhöht und die Wirkung von Medikamenten gesteigert.

ALTERNATIVE NARBENTHERAPIEN

Während die vorgestellten schulmedizinischen Möglichkeiten der Narbenbehandlung überwiegend auf kosmetische Verbesserungen abzielen, gibt es auch in der Naturheilkunde bereits einige Therapieansätze, die sich jedoch mehr auf den energetischen Aspekt von Narben fokussieren. Zunächst begründeten die Brüder Ferdinand und Walter Hunecke durch einen Behandlungsfehler die Neuraltherapie: 1925 injizierte Ferdinand Hunecke seiner an Migräne leidenden Schwester versehentlich ein Präparat mit dem lokalen Betäubungsmittel Procain, worauf eine sofortige und dauerhafte Besserung ihrer Beschwerden einsetzte.

In der Folge erforschten die Brüder über mehrere Jahre die therapeutischen Einsatzmöglichkeiten von Procain und entwickelten so zuerst die Segmenttherapie als Teil der Neuraltherapie. Dabei wird ein Lokalanästhetikum in sogenannte Headsche Zonen injiziert, um über das vegetative Nervensystem positiv auf die inneren Organe einzuwirken. Headsche Zonen sind spezielle Hautbereiche, deren Nerven jeweils über das gleiche Rückenmarkssegment versorgt werden wie mit ihnen in Verbindung stehende innere Organe. Aufgrund dieser Verschaltung im Rückenmark ist es möglich, dass sich von inneren Organen ausgehende Schmerzen auf diese Hautareale übertragen. Ein typisches Beispiel dafür ist der Schmerz im Arm bei einem Herzinfarkt.

Im Jahr 1940 behandelte Ferdinand Hunecke dann die Beinwunde einer Frau, die auch an Schultergelenksschmerzen litt. Da durch die Behandlung am Bein innerhalb von Sekunden die Schmerzen in der Schulter verschwanden, vermutete der Mediziner, dass es im menschlichen Organismus Störfelder geben kann. Störfelder sollen vor allem chronische Entzündungen sein, die den Körper energetisch schwächen und Beschwerden in entfernten Bereichen hervorrufen können. Die meisten Störfelder befinden sich in den Mandeln, im Kiefer, in der Schilddrüse, in den Nasennebenhöhlen oder eben in Narben. Hunecke entwickelte aus diesen Überlegungen die Störfeldtherapie, bei der nach Lokalisierung des Störfeldes durch Injektion eines Lokalanästhetikums die Störwirkung unterbrochen wird.

Der Masseur Willy Penzel, ein Anhänger der chinesischen Akupunkturlehre, beschäftigte sich 1955 mit der Frage, ob Narben krank machen können. Er ging ebenfalls von einem gestörten Energiefluss im Narbengewebe aus: Nach der Akupunkturlehre versorgen Energieleitbahnen (Meridiane) jedes Gewebe mit Lebensenergie. Penzel versuchte Narben durch gezielte Akupunkturmassage zu entstören.

Ein weiterer alternativer Behandlungsansatz für Narben ist die Mesotherapie, die 1958 von dem französischen Arzt Michel Pistor erfunden wurde. Sie kombiniert die gezielte lokale Injektion verschiedener medizinischer, pflanzlicher und homöopathischer Wirkstoffe mit einem stimulierenden Effekt der Nadelung. Durch die Mikroinjektionen in bestimmte Akupunktur- und Reaktionspunkte baut sich ein Wirkstoffdepot auf, aus dem die Wirkstoffe nach und nach abgegeben werden. Dies sorgt für einen anhaltenden Effekt. Zudem fördert die Behandlung die Durchblutung und die Sauerstoffversorgung im Gewebe. Für die Mesotherapie gibt es ebenso wie für die Neuraltherapie neben der Narbenbehandlung sehr viele weitere Anwendungsgebiete.

Das Wirkungsprinzip dieser alternativen Therapiemethoden ist mit in die Entwicklung der Narbenbehandlung ScaRemedy® eingeflossen, die im folgenden Kapitel vorgestellt wird.

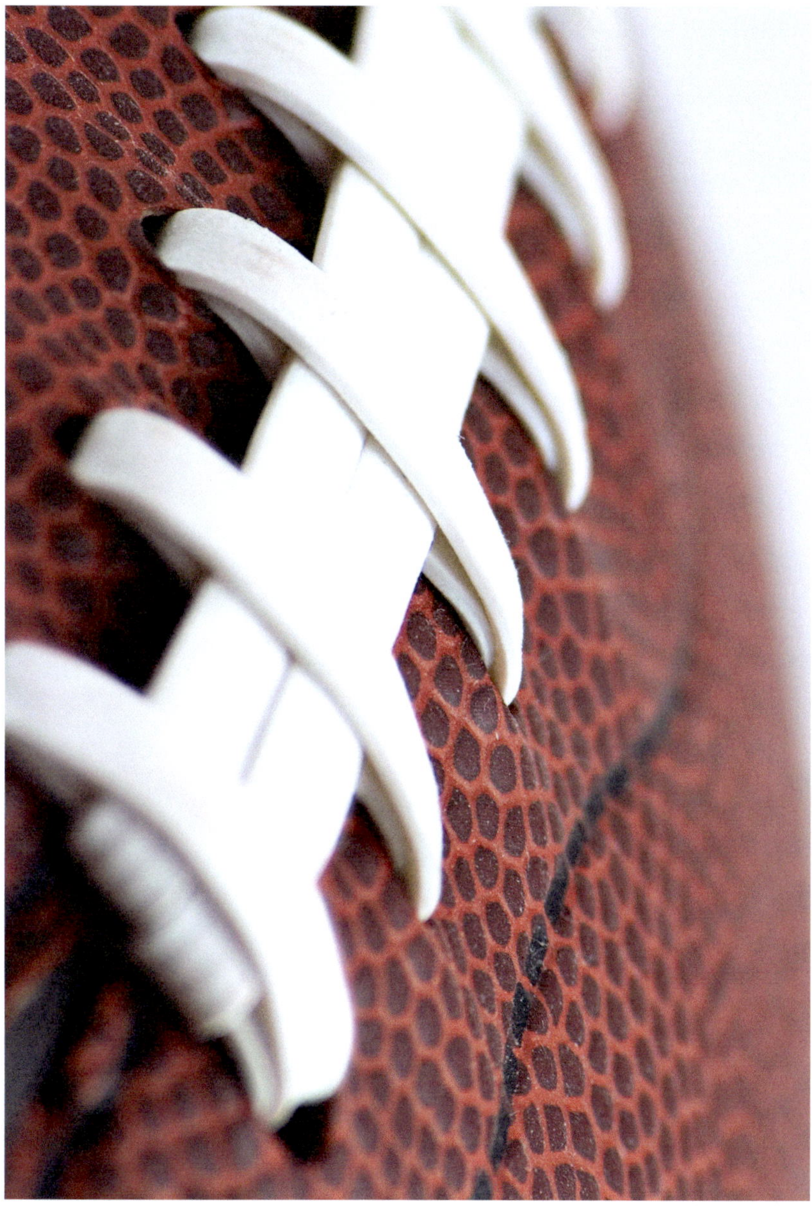

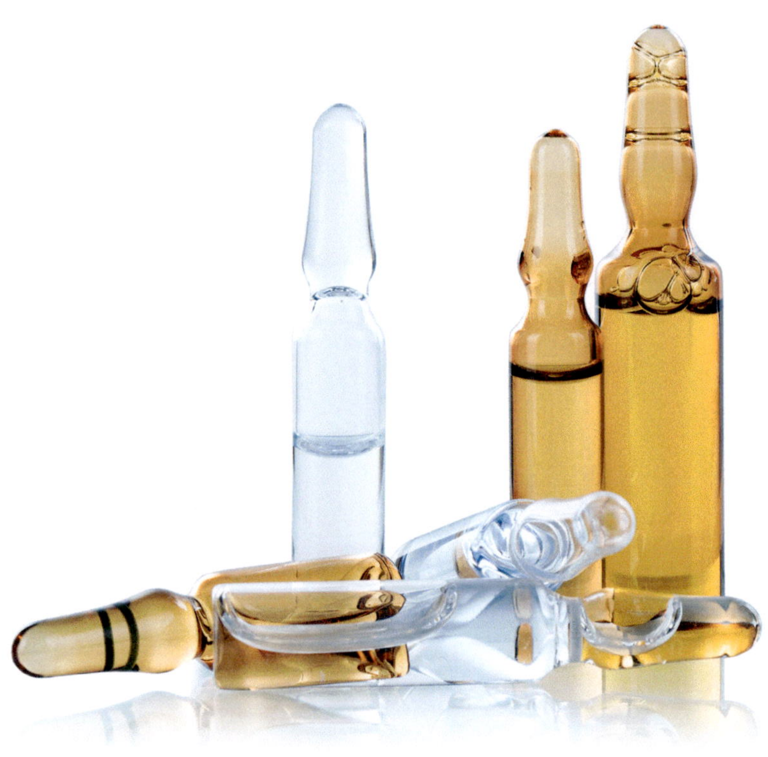

NARBENTHERAPIE SCAREMEDY®

4.1. WIE IST SCAREMEDY® ENTSTANDEN?

Die Entwicklung von ScaRemedy® war ein langer Prozess, der einen Zeitraum von ungefähr 15 Jahren umfasst. Meine anfängliche Grundüberlegung war, dass bei den gängigen Narbenbehandlungen nur kosmetische Beeinträchtigungen oder energetische Blockaden im Vordergrund standen. Die in Kapitel 3.4. genannten funktionellen Störungen, die Narben verursachen können, wurden von den meisten Ärzten und Patienten weder gesehen noch in entsprechende Behandlungskonzepte miteinbezogen. Um zu verstehen, wieso ich mich als Osteopath überhaupt so intensiv mit Narben beschäftigt habe, muss man meinen therapeutischen Hintergrund kennen.

Schon nach meinen Ausbildungen zum Physiotherapeuten und zum Osteopathen vor über 25 Jahren habe ich die ersten Kurse in Fascial Balancing (Faszientherapie) besucht. Seither beschäftige ich mich intensiv mit Narben, Faszienverklebungen und -verhärtungen sowie daraus resultierenden Fehlspannungen und Beeinträchtigungen der Körperstatik. Während ich als Chiropraktiker auf Gelenkblockaden oder Verspannungen beruhende Bewegungseinschränkungen therapiere, achte ich in der viszeralen Osteopathie auf die Wechselwirkungen zwischen dem Bewegungsapparat und den inneren Organen, den Blutgefäßen und dem Nervensystem. Daher habe ich schon sehr lange eine besondere Sicht auf blockierte Faszien, ganz gleich, ob ihnen Fehlbelastungen, Stress oder eben Narben zugrunde liegen.

Seit 15 Jahren bin ich Spezialist für die Trigger-Stoßwellentherapie zur Behandlung von Bindegewebs- und Muskelverhärtungen (Triggerpunkten). Genauso lange sammle ich bereits Erfahrungen, wie sich mit Injektionstherapien und pneumatischer Unterdruckmassage verhärtete Faszien lösen lassen. Dabei habe ich insbesondere empirische Studien zur Wirkung

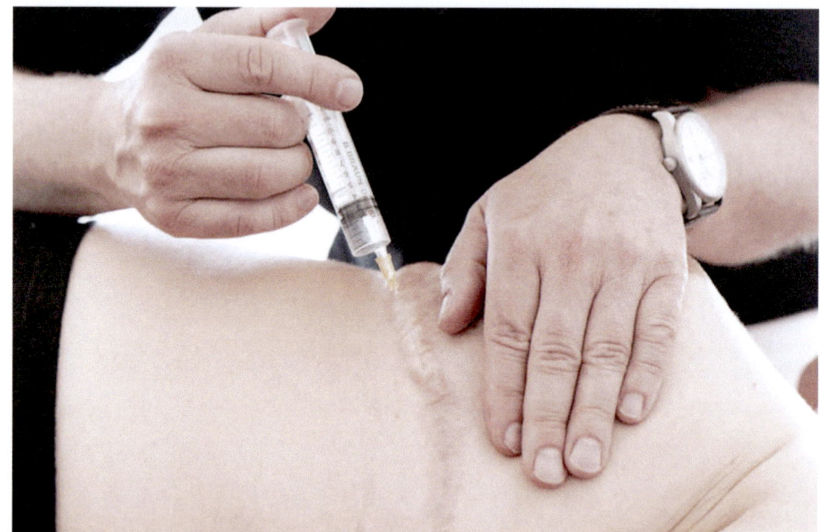

Narben werden mit einer individuellen Wirkstoff-kombination unterflutet.

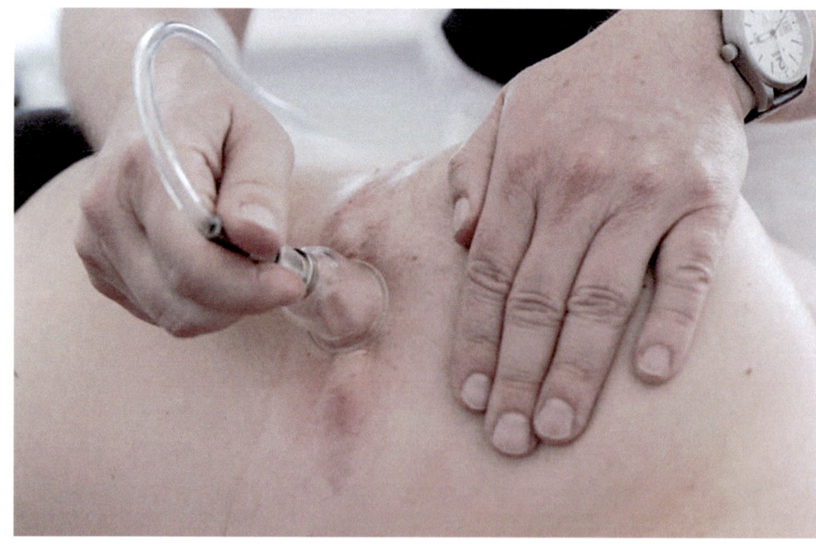

Danach wird das Binde-gewebe mit Vakuum-Unterdruck mechanisch gelockert um die Wirkstoffe ins Narben-gewebe zu bringen..

verschiedener Injektionen und Injektionstechniken durchgeführt und mich mit möglichen Off-Label-Therapien auseinandergesetzt. Beim Off-Label-Use werden Medikamente außerhalb ihres eigentlich zugelassenen Einsatzgebietes verordnet. So machte ich zum Beispiel Fortbildungen im Bereich Mesotherapie, um Erkenntnisse aus der kosmetischen Medizin auf meinen Fachbereich zu übertragen. Eine Gesamtauflistung meiner Aus- und Weiterbildungen finden Sie am Ende dieses Buches.

SPEZIALISIERUNG AUF NARBENBEHANDLUNG

Im Laufe meiner umfangreichen Behandlungspraxis interessierte ich mich zunehmend dafür, wie durch Narben verklebtes Bindegewebe wieder beweglich gemacht werden könnte. Zum Beispiel war Patientinnen mit Beschwerden durch Kaiserschnittnarben rein osteopathisch nicht dauerhaft zu helfen, da die störende verhärtete Narbe am Bauch weiterhin eine Fehlhaltung begünstigte. Zudem suchte ich nach einer Möglichkeit, um nicht nur die Bewegungseinschränkungen, sondern auch energetische Blockaden, Nervenreizungen und andere Folgen von Narben möglichst dauerhaft zu beseitigen.

Als ich einer Patientin einen querliegenden Operationsfaden aus einer Narbe entfernen wollte, der natürlich erhebliche Probleme bereitete, flutete ich den Fadenkanal mit einem injizierten Lokalanästhetikum. Die Narbe wurde sofort weicher. Bei weiteren Narbenbehandlungen kombinierte ich verschiedene Medikamente mit einer mechanischen Behandlung, um die Medikamente tiefer ins Narbengewebe einzubringen, die Durchblutung anzuregen und die Narbe wieder elastischer zu machen. Es folgte jahrelanges Kombinieren und Modifizieren ganz verschiedener Therapieansätze, um die Methode immer weiter zu verfeinern und zu spezialisieren.

ScaRemedy® ist im Grunde eine logische Folge meiner vielfältigen Ausbildungen, meiner umfangreichen Behandlungserfahrung und meines Zieles, eine dauerhaft wirksame Therapie für Narbenprobleme zu finden. Sie setzt auf mehreren Ebenen an und besteht aus einer Kombination von verschiedenen Behandlungstechniken, die sich perfekt ergänzen und gegenseitig in ihrer Wirkung verstärken. Inzwischen behandeln wir mit mehreren Kollegen in meinem Team störende Narben erfolgreich mit ScaRemedy®.

4.2. WIE FUNKTIONIERT SCAREMEDY® IM DETAIL?

Vor der ersten Behandlung wird in einer ausführlichen Anamnese untersucht, welche Narben Beschwerden verursachen (vgl. dazu die Hinweise in Kapitel 4.5.). Dazu tasten wir die Narben und das umliegende Gewebe vorsichtig ab, um mögliche Verhärtungen und Verwachsungen festzustellen. Ergänzend befragen wir den Patienten zu Ursache und Alter der Narben, dem Wundheilungsprozess, möglichen Schmerzen oder Sensibilitätsstörungen in der Narbe und sonstigen gesundheitlichen Einschränkungen.

Ist eine störende Narbe diagnostiziert, wird zunächst je nach Indikation eine individuelle Kombination aus einem Lokalanästhetikum, medizinischen und naturheilkundlichen Wirkstoffen in die Narbe injiziert. Diese Wirkstoffe sind zum Beispiel entzündungshemmend oder durchblutungsfördernd, oder sie aktivieren den Lymphabfluss. Entscheidend ist dabei zum einen die besondere Art der Unterflutung von der Seite, wodurch die tieferen Hautschichten erreicht werden, und zum anderen die neuartige Kombination der injizierten Präparate.

Durch die Verwendung besonders feiner Kanülen und weiterer Hilfsmittel ist die Behandlung auch bei Narben an sehr empfindlichen Stellen des Körpers möglich, zum Beispiel am Augenlid oder im Brust- und Genitalbereich. Die Injektion selbst ist je nach Hautareal und Beschaffenheit der Narbe naturgemäß nicht ganz schmerzfrei, das dabei verabreichte Betäubungsmittel sorgt aber für einen nur ganz kurzen unangenehmen Moment.

Bei der anschließenden pneumatischen Saugmassage lockern wir mit Vakuum-Unterdruck mechanisch das Hautgewebe und darunter liegende

Muskeln und verstärken so die Wirkung der injizierten Medikamente. Diese sogenannte pneumatische Pulsationstherapie (PPT) entstand in Anlehnung an die klassische Methode des Schröpfens. Während beim Schröpfen die Schröpfgläser durch Unterdruck auf der Haut befestigt werden und nur das Ziel der Mehrdurchblutung sowie der Hämatombildung haben, wechselt das Pneumed-Gerät zwischen Unterdruck und atmosphärischem Druck und erzeugt so den Effekt einer Saugmassage. Neben der genannten Lockerung des Gewebes hat diese Behandlung viele weitere positive Effekte:

Sie aktiviert den Stoffwechsel, verbessert die Blutzirkulation und die Sauerstoffversorgung und fördert dadurch wiederum die Versorgung des Gewebes mit Vitalstoffen (z. B. Mineralstoffen und Vitaminen) und Botenstoffen (z. B. Hormonen). Gleichzeitig regt sie den Lymphabfluss an, was das Ausheilen von Entzündungen begünstigt und Entgiftungsprozesse in Gang setzt. Außerdem wirkt die pneumatische Saugmassage schmerzlindernd und entspannend.

Schließlich folgt als Abschluss einer ScaRemedy®-Sitzung die osteopathische Behandlung, um mögliche Schonhaltungen aufzulösen und die normale Beweglichkeit und Körperstatik wiederherzustellen. Häufig kommt zusätzlich ein Gerät mit fokussierten Stoßwellen zum Einsatz, um Zug aus dem zuvor bereits durch die Unterflutung und die Massage gelockerten Gewebe zu nehmen. Dabei werden die Verklebungen und Verwachsungen schmerzfrei gelöst und Muskeln auf schonende Weise aktiviert.

ScaRemedy® ist also im Grunde genommen keine reine Narbentherapie, sondern eine komplexe Kombinationsbehandlung aus verschiedenen Therapieansätzen, die die Narbe selbst und die mit ihr einhergehenden funktionalen Störungen des ganzen Körpers berücksichtigt. Dies entspricht unserer grundlegenden ganzheitlichen Betrachtung aller Patienten und sorgt für vielfältige positive Effekte: Die Narben selbst werden elastischer und unauffälliger. Schmerzen, Juckreiz oder Taubheitsgefühle verschwinden. Der gesamte Körper wird wieder beweglicher, nervliche Störungen und andere Beeinträchtigungen verschwinden. Zahlreiche Beispiele für die vielschichtige Wirkung von ScaRemedy® finden Sie in Kapitel 5.

4.3. AUF WELCHEN EBENEN WIRKT SCAREMEDY®?

Durch die spezielle Injektionstechnik gehen die Wirkstoffe wie ein Pflug durch tiefer liegende Gewebeschichten, die durch konventionelle oberflächliche Narbenbehandlungen gar nicht erreicht werden. Da in diesem Bereich der Haut die Nervenendigungen für Schmerz und Berührungsempfindlichkeit liegen, werden durch die auflockernde Behandlung Nervenreizungen, Schmerzzustände und Wahrnehmungsstörungen beseitigt. Diesen Effekt können sehr viele Patienten schon bei der ersten Behandlung deutlich spüren.

Die Wirkstoffe selbst werden für jeden einzelnen Patienten individuell zusammengestellt, damit sie sich bei der Narbenbehandlung optimal ergänzen. So kommt zum Beispiel bei frischen Narben ein Medikament zum Einsatz, welches das Bindegewebe weich hält und so eine weitere Verhärtung der Narbe gar nicht erst ermöglicht. Bei entzündeten Narben sorgen entsprechende Präparate für eine schnelle Heilung und bei Schwellungen verbessern injizierte Medikamente den Lymphabfluss. Immer sind durchblutungsfördernde Mittel unter den verabreichten Wirkstoffen, weil sie die Regeneration des Narbengewebes fördern.

Da das Fasziengewebe sehr gut auf Druck und Zug anspricht, löst die pneumatische Unterdruck-Massage mechanisch Verwachsungen und Verklebungen. Im Ergebnis sind die einzelnen Bindegewebsschichten dann wieder leichter gegeneinander beweglich, die Narbe wird also weicher. Gleichzeitig bewirkt die Massage, dass die zuvor injizierten Medikamente auch im minderdurchbluteten Narbengewebe ihre volle Wirkung entfalten können.

Anschließend lösen wir durch die osteopathische Behandlung und die Stoßwellentherapie sanft und schonend Blockaden und stellen die Beweglichkeit des gesamten Körpers wieder her. Wichtig dabei ist, dass auf diese Weise Gelenkverschleiß durch Überlastungen bzw. Fehlhaltungen vorgebeugt wird. So kann ScaRemedy® manchen Patienten mittel- bis langfristig sogar orthopädische Eingriffe ersparen und andere gravierende Folgen verhindern.

Der gesamte Veränderungsprozess, der durch ScaRemedy® in Gang gesetzt wird, macht sich auch optisch positiv bemerkbar: Narben werden durch die Behandlung viel glatter und farblich unauffälliger, sodass sich das Hautbild normalisiert. Neben dem kosmetischen Effekt kommt manchmal auch eine psychologische Komponente zum Tragen, wenn die Entstehung der Narbe mit einem Trauma verbunden ist, wie zum Beispiel bei einem Kaiserschnitt. Dann ist es möglich, dass mit der Narbenbehandlung auch das zugehörige negative Erlebnis „gelöst" wird und so zusätzlich eine deutliche seelische Entlastung eintritt.

Das schönste Ergebnis für uns ist es, wenn wir Patienten mit ScaRemedy® nach einem oft jahrelangen Leidensweg endlich von ihren Schmerzen und anderen Beschwerden befreien können.

4.4. WELCHE NARBEN WERDEN BEHANDELT?

Grundsätzlich können alle der in Kapitel 3.2. beschriebenen Arten von Narben mit ScaRemedy® therapiert werden. Wie zu Beginn dieses Buches erläutert wurde, ist aber natürlich nicht jede Narbe behandlungsbedürftig. Die Größe einer Narbe allein ist kein verlässlicher Indikator: Manchmal können selbst sehr kleine Narben Beschwerden auslösen, größere vernarbte Areale sind allerdings weitaus häufiger problematisch. Auch die Nähe der Verwachsung oder Verklebung zu Muskeln und Gelenken spielt natürlich eine Rolle.

Störende Narben bilden sich nach unserer Erfahrung häufig nach folgenden operativen Eingriffen und Verletzungen:

- Brustoperation (Straffung, Verkleinerung, Vergrößerung)
- Fettabsaugung
- Kehlkopf-Operation
- Kaiserschnitt
- Plastische Chirurgie (Korrektur von Nase, Lippen etc., Gesichtsstraffung, Entfernung von Krampfadern)
- Haut-Operation (Entfernung von Pigmentflecken oder Hauttumoren)
- Gelenk-Operation (Knie, Schulter, Hüfte)
- Verbrennung
- Insektenstiche, Prellungen und allgemein Unfälle mit offenen Wunden

STÖRENDE NARBEN ERKENNEN

Ein prüfender Blick auf Narben ist auf jeden Fall dann erforderlich, wenn ein oder mehrere der folgenden Anzeichen gegeben sind:

- **Schmerzen oder einfach nur ein „blödes Gefühl" in der Narbe und im umgebenden Gewebe**
- **Deutliche Farbunterschiede der Narbe zur umgebenden Haut, meist auffallend rötlich oder hell**
- **Eine Furchenbildung durch nach innen eingezogenes Narbengewebe**
- **Dauerhafte Schwellungen bzw. Schwellungen bei Belastung, Erwärmung oder Sonneneinwirkung**
- **Sensibilitätsstörungen (Taubheitsgefühl oder Berührungsempfindlichkeit der Haut)**
- **Wetterfühligkeit (mit Schmerzen, Brennen oder Juckreiz der Narbe)**
- **Bewegungseinschränkungen in den Gelenken**
- **Ein schnelles Ermüden der Muskulatur**
- **Eine zwanghafte Schonhaltung**
- **Funktionsstörungen der inneren Organe**

Die letztgenannten Anzeichen sind natürlich für den Laien nicht unbedingt sofort erkennbar. Es kommt durchaus vor, dass eine Narbe, die den Organismus belastet, unauffällig aussieht und keinerlei Beschwerden wie etwa Juckreiz verursacht. Umso wichtiger ist es für uns, bei neu in die Praxis kommenden Schmerzpatienten alle Narben gründlich zu untersuchen und gegebenenfalls eine Entstörung der Narben in das Behandlungskonzept miteinzubeziehen.

DAS ALTER DER NARBE

Der frühestmögliche Behandlungszeitpunkt liegt je nach Art der Verletzung ungefähr bei zwei bis vier Wochen nach dem Abheilen einer Wunde. Nach hinten gibt es zeitlich keine Einschränkung, denn das Alter der Narbe ist letztlich nicht so sehr entscheidend. Natürlich ist es in der Regel etwas einfacher, jüngere Narben schnell erfolgreich zu behandeln, weil Narben normalerweise mit der Zeit immer unelastischer werden. Aber selbst nach Jahren und sogar Jahrzehnten sprechen Narben noch sehr gut auf die Therapie mit ScaRemedy® an.

Das eindrucksvollste Beispiel dafür ist eine 74-jährige Patientin aus meiner Praxis, die gleich nach ihrer Geburt mehrfach an ihren Klumpfüßen operiert worden war. Sie konnte Zeit ihres Lebens die Zehen nicht bewegen und war noch nie barfuß gelaufen. Nach fünf Behandlungen war sie in der Lage, ohne Schuhe auf ihren Füßen zu stehen, und nach weiteren sechs Behandlungen lief sie das erste Mal barfuß am Strand entlang.

4.5. WIE VIEL KOSTET DIE THERAPIE?

Die Narbentherapie ScaRemedy® zählt bisher noch nicht zu den Leistungen der gesetzlichen Krankenkassen, daher sind die Kosten für die Therapie vom Patienten privat zu tragen. Der Preis für eine Behandlung liegt je nach Aufwand bei ca. 120,- Euro. Die Investition lohnt sich aber:

In den meisten Fällen können wir bereits mit der ersten Therapiesitzung eine deutliche Schmerzreduzierung erreichen. Im Normalfall sind nur vier bis sechs Behandlungen erforderlich, um einen dauerhaften Behandlungserfolg zu erzielen. Bislang traten bei keinem unserer Patienten Narbenbeschwerden erneut auf. Im Vergleich dazu sind herkömmliche Narbenbehandlungen oft deutlich teurer und wie geschildert zudem meist nur oberflächlich und vorübergehend wirksam. Im folgenden Kapitel berichten wir über typische Patientenbeispiele aus unserer Praxis.

4.6. IST DIE THERAPIE SCHMERZHAFT?

Die Narbentherapie ScaRemedy® ist vergleichsweise mit sehr wenig Schmerzen verbunden. Der Patient spürt lediglich kurz den Einstich bei der Injektion. Da wir ein Lokalanästhetikum verwenden, ist meist nur ein kurzes Drücken und Brennen zu merken, das aber sofort nachlässt. Außerdem haben die Patienten nach der Behandlung für etwa 30 bis 60 Minuten ein taubes Gefühl in der Narbe. Unsere Erfahrung zeigt, dass diese kleinen Unannehmlichkeiten dank der sofort spürbaren positiven Wirkung sehr gerne weitere Male in Kauf genommen werden, um die ursprünglichen Beschwerden für immer ganz loszuwerden.

Die Risiken der Therapie sind ebenfalls minimal. Das behandelte Gewebe kann für eine Weile gereizt sein, sehr selten bilden sich Hämatome. Manchmal haben Patienten ein Gefühl des Wundseins, was ein Zeichen für die Wundheilung ist. Alle diese Nebenwirkungen verschwinden nach kurzer Zeit wieder. Manchmal wird durch die Behandlung das mit der Narbe verbundene Trauma emotional reaktiviert und dabei dauerhaft gelöst. In diesen Fällen findet also als positive Nebenwirkung auch eine psychische Entlastung statt.

5. PATIENTENBEISPIELE

Am eindrucksvollsten lässt sich die positive Wirkung von ScaRemedy® anhand ausgewählter Behandlungsbeispiele aus unserer Praxis verdeutlichen. Einige Patienten haben sich freundlicherweise damit einverstanden erklärt, dass wir hier ihre Behandlungsgeschichte vorstellen und Fotos ihrer Narben zeigen dürfen. An dieser Stelle herzlichen Dank dafür!

ZAHN-OPERATION

Die Patientin hatte mit Anfang Zwanzig einen Abszess am Weisheitszahn im rechten Unterkiefer. Da der Zahn lange Zeit keine Schmerzen verursachte, breitete sich die Entzündung durch den Unterkiefer bis zum Hals aus. Schließlich wurde ein großer Schnitt am Hals notwendig, um langsam über Schläuche und Tamponaden den Eiter aus dem Knochen auszuleiten. Danach verheilte die Wunde zu einer etwa 4 bis 5 cm langen, wulstigen Narbe, die in einer Hautfalte lag und kaum sichtbar war. Die Patientin bemerkte in der Folgezeit vorerst nur das typische Taubheitsgefühl in der Narbe und einen Juckreiz bei bestimmten Wetterverhältnissen. Weitere Beschwerden hatte sie zunächst nicht.

Erst 23 Jahre später begann zuerst ihre rechte, dann auch ihre linke Schulter zu schmerzen. Die Verspannungen verschlimmerten sich und bald kamen weitere Beschwerden hinzu: Ihre Arme schliefen häufig ein und die Handgelenke taten ihr weh. Mehrmaliges Lösen von Blockaden brachte keine anhaltende Verbesserung, auch andere Kissen und Matratzen zum Schlafen halfen nicht. Die Patientin dachte zunächst an Alterserscheinungen, aber als sich die Schmerzen weiter verstärkten und schließlich auch ihr Rücken ständig wehtat, suchte sie etwa ein Jahr nach dem Beginn der ersten Symptome unsere Praxis auf. Bei der Untersuchung der Patientin stellten wir fest, dass sich ein sehr harter Narbenstrang im Hals gebildet hatte,

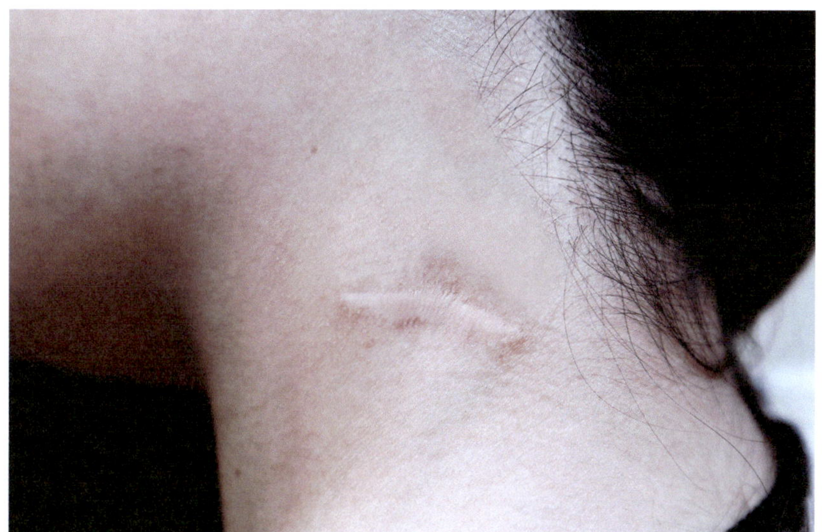

Diese Narbe am Hals verursachte jahrelange HWS-Beschwerden.

der mit mehreren Halsmuskeln verwachsen war und so die Beweglichkeit der Patientin beeinträchtigte. Durch die jahrelange unbewusste Schonhaltung waren die genannten Funktionsstörungen und Überlastungssymptome entstanden. Bereits nach der zweiten Behandlung mit ScaRemedy® ging es der Patientin wesentlich besser. Bei jeder Behandlung hat sie nach eigener Aussage bemerkt, „wie sich im Hals die Verklebungen gelöst haben." Bei der fünften Sitzung dann „gab es ein Geräusch, als wenn man geknülltes Pergamentpapier auseinanderzieht."

Erst nach dem Behandlungsende fiel ihr auf, dass sie nun den Kopf wieder richtig in den Nacken legen konnte. Diese Bewegungseinschränkung war ihr vorher gar nicht bewusst gewesen. Sie hatte jahrzehntelang statt ihres Kopfes immer den ganzen Köper bewegt und keine Ahnung, dass ihre Narbe am Hals für ihre Schmerzen verantwortlich war. Auch das Taubheitsgefühl und der Juckreiz sind seit der Behandlung verschwunden.

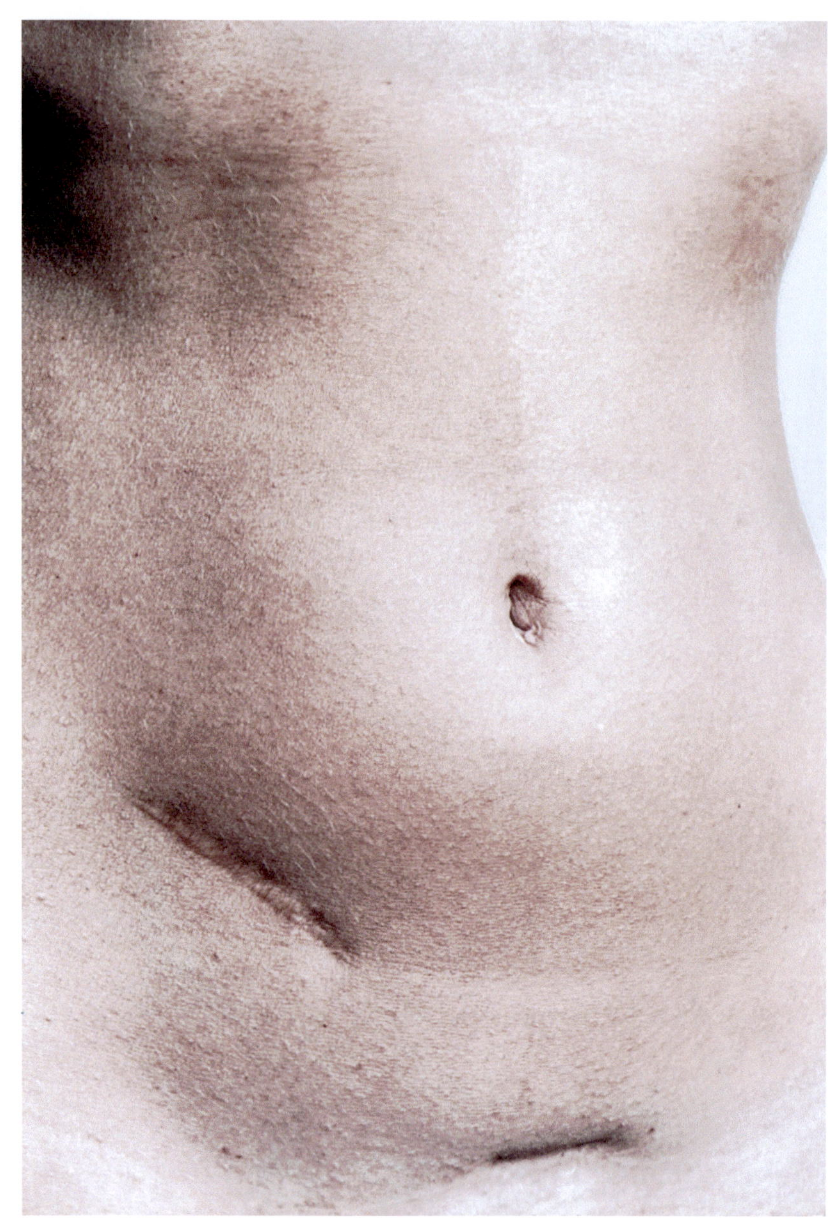

Durch Narben verursachte Schmerzen oder Verschleißerscheinungen können erst nach Jahrzehnten auftreten.

BAUCH-OPERATION

Ein älterer Patient hatte mehrere Bauchoperationen und kam mit extremen Schmerzen das erste Mal in die Praxis. Zu diesem Zeitpunkt benötigte er täglich starke Schmerzmittel und Morphium-Pflaster. Er konnte sich überhaupt nicht nach vorne beugen und weder auf dem Bauch noch auf der Seite schlafen. Zudem klagte er über extreme Verdauungsbeschwerden durch eine verringerte Darmtätigkeit. Ärzte vermuteten Verwachsungen im Bauch und hatten daher eine erneute Operation empfohlen.

Bereits die erste Behandlung der Narben über dem Zwerchfell bewirkte, dass der Patient sich wieder nach vorne beugen und die Morphium-Gabe auf die Hälfte reduziert werden konnte. So blieben dem Patienten eine Menge Schmerzmittel und ein weiterer chirurgischer Eingriff erspart.

BLINDDARM-OPERATION

Ein Fußballspieler hatte immer Schmerzen in seinem linken Knie, bis nach jahrelangen erfolglosen Behandlungen die Verbindung zu seiner Blinddarmnarbe gefunden wurde. Mit der Behandlung der Blinddarmnarbe verschwanden seine Kniebeschwerden.

FUSS-OPERATION

Nach der operativen Korrektur eines Schiefstandes des Großzehen (Hallux valgus) am rechten Fuß waren die Zehen einer Patientin steif. Sie konnte den Fuß nicht mehr richtig abrollen. Außerdem hatte sie ein starkes Taubheitsgefühl in den Zehen. Schon nach der ersten Behandlung mit ScaRemedy® normalisierte sich die Beweglichkeit des Fußes. Nach Abschluss der Therapie hatte die Patientin das Gefühl, „die Zehen gehören wieder zum Fuß." Das Abrollen des Fußes war wieder möglich und die gesamte Fußstatik verbesserte sich deutlich.

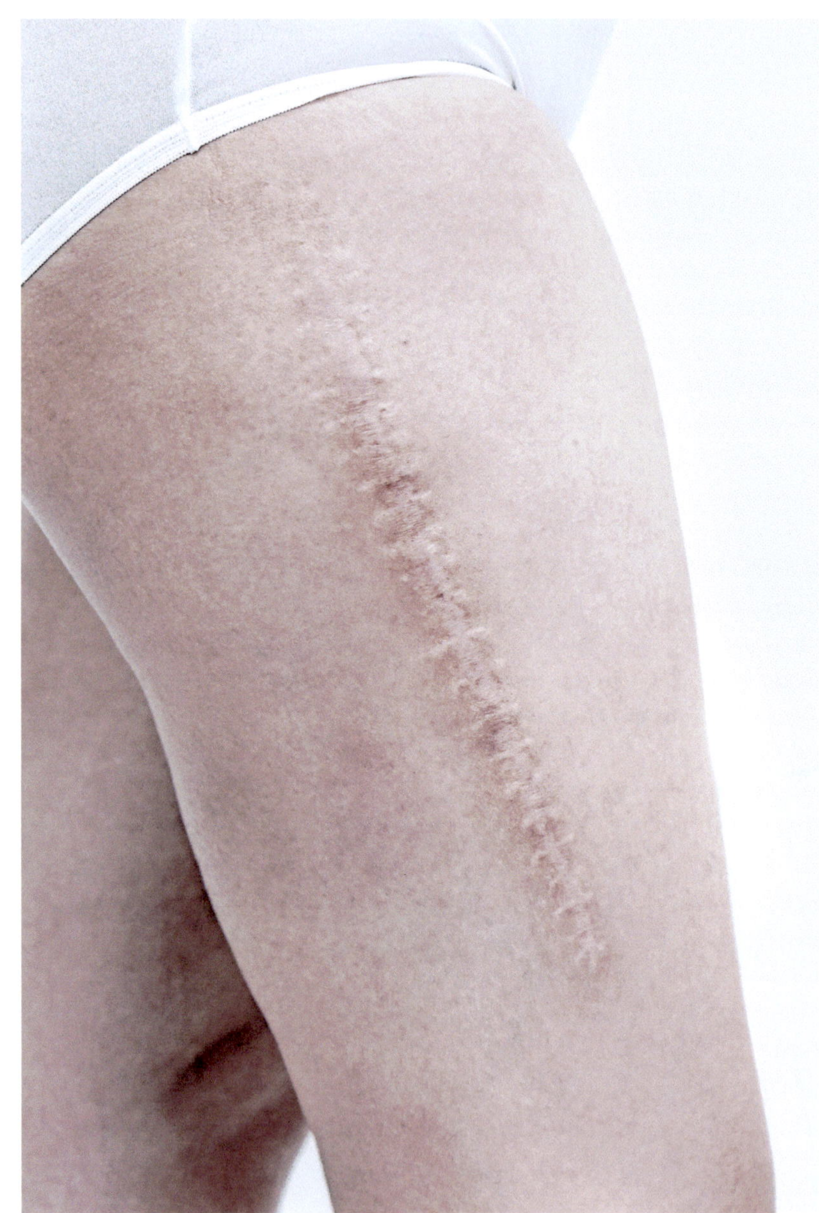

Häufig kann durch eine Beinnarbe die beckenstabilisierende Muskulatur nicht richtig funktionieren und es kommt so zu Fehlhaltungen und Ganginstabilitäten.

FETTABSAUGUNG

Eine andere Patientin klagte nach einer Fettabsaugung über sehr starke Schmerzen in der Bauchdecke und an den Oberschenkeln. Die Saugkanäle der Operation waren deutlich als harte Stränge zu spüren. Nach acht Behandlungen der inneren Narben und Verklebungen an Bauch und Oberschenkeln war die Patientin wieder vollkommen beschwerdefrei.

NIEREN-OPERATION

Nach einer Nieren-Operation hatte ein Patient eine optisch völlig unauffällige Narbe, die ihn jedoch sehr stark in seiner Beweglichkeit einschränkte. Er konnte sich nicht auf die Seite legen und verspürte bei jeder Bewegung seines Oberköpers starke Schmerzen. Das Anziehen einer Hose war ihm nicht möglich und selbst der Druck eines T-Shirts manchmal nicht auszuhalten. Nach nur zwei ScaRemedy®-Anwendungen hatte der Patient keinerlei Beschwerden mehr und konnte sich wieder absolut frei bewegen.

WEITERE TYPISCHE BEHANDLUNGSFELDER

Beispielhaft werden hier ein paar operative Eingriffe vorgestellt, bei denen häufig störende Narben entstehen, die in der Regel sehr gut mit ScaRemedy® zu behandeln sind.

BRUST-OPERATION

Brust-Operationen werden sehr häufig durchgeführt. Entweder sind sie nach einer Tumorerkrankung notwendig, oder zum Beispiel, weil die Patientin eine Brustvergrößerung, -verkleinerung oder- straffung wünscht. Bei diesen Eingriffen entstehen vielfach schmerzende Narben mit störenden Auswirkungen auf die Brustwirbelsäule. Einige Patientinnen klagen zudem über ein Taubheitsgefühl in der Brust. Hier ist neben der Schmerzbeseitigung vielfach auch der positive kosmetische Effekt der Behandlung für die Patientinnen wichtig. Unschöne wulstige und bläulich gefärbte Narben werden durch die Behandlung mit ScaRemedy® viel weicher, glatter und unauffälliger.

DAMMSCHNITT

Ein Dammschnitt wird noch immer bei zahlreichen Geburten durchgeführt. Die daraus resultierende Narbe führt meist zu einer Schwächung der Beckenbodenmuskulatur. Bei einer ungleichmäßigen Spannung in der Beckenbodenmuskulatur kann es zu Beckenschiefstellungen sowie zu Blockaden im Iliosacralgelenk und in der Folge zu Rückenschmerzen kommen. Manchmal klagen Frauen nach einem Dammschnitt auch über Schmerzen beim Geschlechtsverkehr oder über ein Taubheitsgefühl im Genitalbereich. Auch in diesen Fällen hilft die Behandlung mit ScaRemedy®.

GEBÄRMUTTER-OPERATION

Nach einem auffälligen Pap-Befund bei der Früherkennungsuntersuchung beim Gynäkologen wird normalerweise eine sogenannte Konisation vorgenommen. Dabei entnimmt der Chirurg eine Gewebekugel zur weiteren Untersuchung aus dem Gebärmutterhals. Selbst dieser vergleichsweise kleine Eingriff kann zu Narbenschmerzen beim Geschlechtsverkehr führen. Bislang gab es dafür keine geeignete Therapiemethode. Durch die schonende Behandlung mit ScaRemedy® können wir auch bei diesen Beschwerden schnell für Abhilfe sorgen.

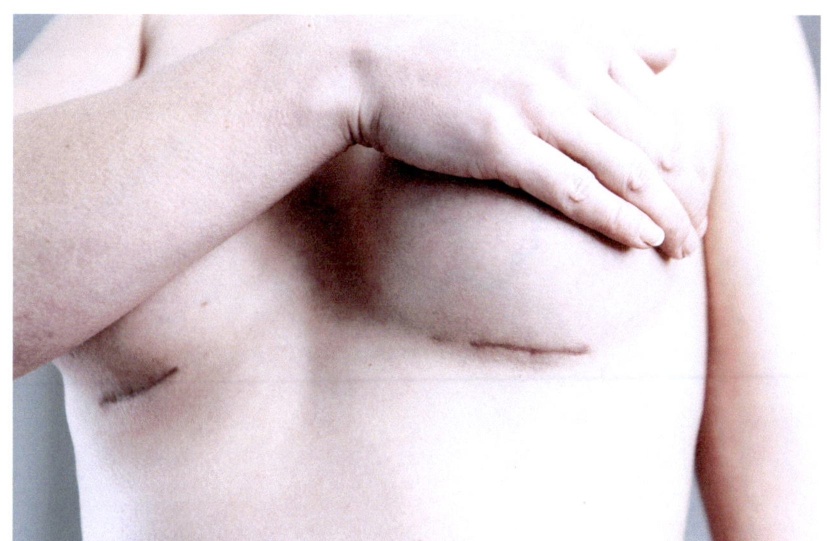

Auch Narben nach Brustimplantaten sind nicht nur unschön, sondern können auch schmerzen.

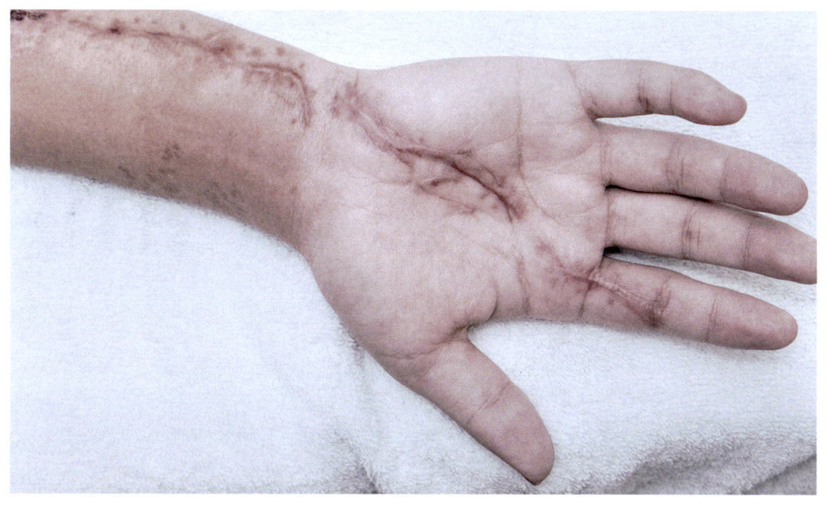

Narben nach Hand-OPs schränken die Beweglichkeit ein.

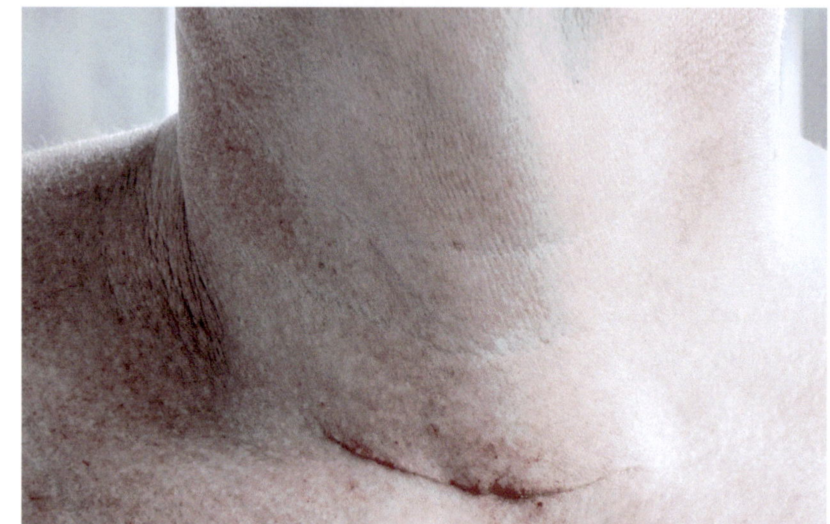

Spannungsgefühle und eine Einschränkung der HWS-Beweglichkeit durch eine Schilddrüsen-OP.

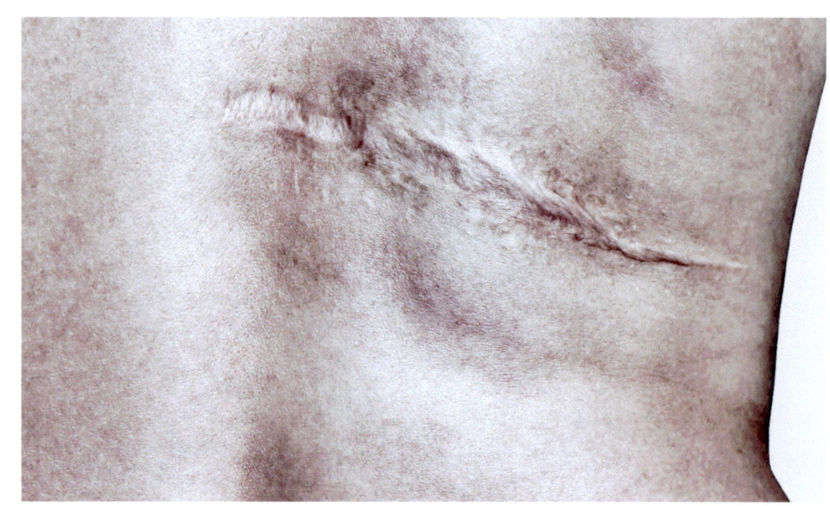

Eine alte Nieren-OP Narbe führte nach Jahren zu ständigen Rückenschmerzen.

HAND-OPERATION

Hand-Operationen sind oftmals notwendig, um beim Karpaltunnelsyndrom einen eingeklemmten Nerv wieder freizulegen. Die dabei entstehende Narbe sorgt dann in der Folge allerdings in vielen Fällen für neue Probleme wie Schmerzen und Missempfindungen. Durch die frühzeitige Behandlung von Narben an der Hand lassen sich solche negativen Konsequenzen auf einfache Weise vermeiden.

HÜFT-OPERATION

Nach dem Einsetzen eines Hüftgelenksimplantats haben Patienten meist keine Stabilität mehr im Becken und können sich nur noch mit einer Gehhilfe bewegen. In diesen Fällen helfen Physiotherapie und Massagen nur wenig. Die Ursache liegt in den schmerzhaften Narben und dem während der Operation durch Einblutungen verklebten Gewebe. Durch das so entstandene muskuläre Ungleichgewicht in den Beinen kommt es zum sogenannten Trendelenburg-Hinken. Dabei kippt das Becken beim Laufen während eines kurzen Einbeinstandes auf dem betroffenen Bein zur anderen Seite ab.

Es ist immer wieder erstaunlich, wenn Patienten schon nach der ersten Behandlung mit ScaRemedy® wieder deutlich besser gehen können: Das operierte Bein lässt sich sofort wieder stärker belasten, ohne seitlich wegzuknicken. Durch die Therapie wird der gesamte Heilungs- und Rehabilitationsprozess erheblich beschleunigt. Die auf diese Weise schnell wiedererlangte Mobilität ist auch als vorbeugende Maßnahme wichtig, um Kniebeschwerden oder eine Gelenkblockierung als Folge ständiger Scherbewegungen zu verhindern.

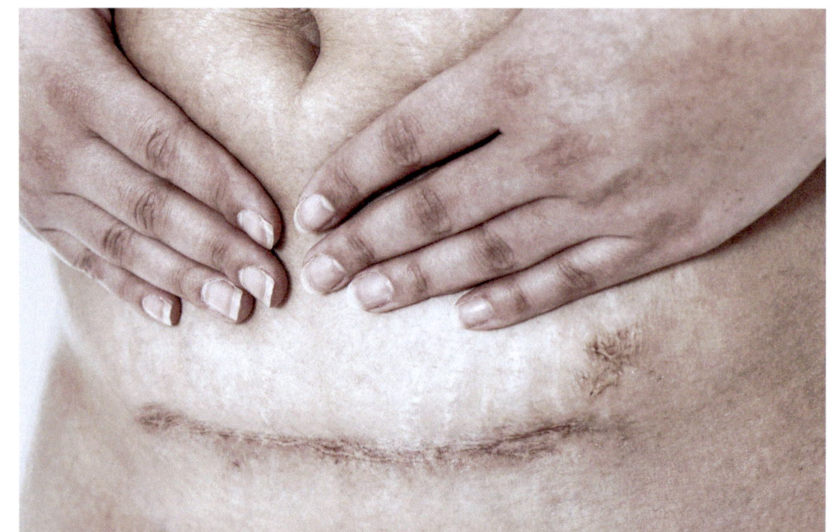

Manche Kaiserschnitt-narben sehen selbst nach Jahren noch gereizt aus.

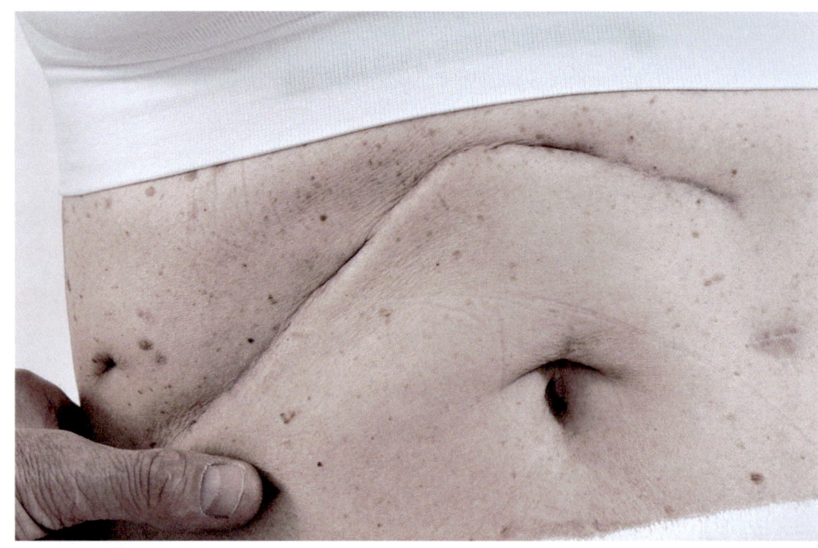

Bewegungs-einschrän-kungen und Schmerzen kommen häufig durch Narben nach Bauch-OPs vor.

KAISERSCHNITT

Kaiserschnittnarben sind die vielleicht häufigste, nach unserer Erfahrung in jedem Fall aber die am häufigsten verkannte Ursache für Rückenschmerzen. Aufgrund der beim Schnitt durchtrennten Bauchmuskulatur wird diese nicht mehr ausreichend mit Nervenreizen versorgt. Die Rückenmuskulatur muss die geschwächte Bauchmuskulatur kompensieren und verspannt sich. Die Patientin verfällt dadurch in eine Hohlkreuzhaltung. Weitere typische Beschwerden sind ein Taubheitsgefühl, Brennen oder Ziehen in der Narbe oder ein gesteigertes Kälteempfinden. Auch die Darmfunktion wird in vielen Fällen eingeschränkt. Manchmal kommen als Folgen der ungleichen Bauchmuskelspannung ungewolltes Wasserlassen oder ständiger Harndrang hinzu. All diese Beschwerden lassen sich mit ScaRemedy® nachhaltig auflösen.

EINE PATIENTIN BERICHTETE NACH DER BEHANDLUNG:

„Ich bin völlig begeistert! Mein Bauch gehört wieder zu mir. Ich kann meinen Bauch wieder berühren und darüber streicheln. Davor war es ein Horror, ein ganz blödes Gefühl, eine Tabuzone, die keiner anfassen durfte. Ein ganz ekeliges Gefühl, irgendwie taub, aber doch schmerzhaft, schwer zu beschreiben. Aber das Unglaublichste war die emotionale Lösung meines Narbentraumas. Ich wusste nicht, wie stark mich diese ganz schreckliche Operation vor sechs Jahren beeinflusst hat. Durch die Behandlung hat sich auch das gelöst."

KNIE-OPERATION

Schon eine Gelenkspiegelung (Arthroskopie), die am häufigsten durchgeführte Operation am Knie, kann einige Probleme bereiten. Noch gravierender sind die Folgen der oft bei älteren Patienten notwendigen Knie-TEP-Operation. Dabei kommt es in vielen Fällen nach dem Einsetzen des künstlichen Kniegelenks durch die massiven Narben zu Verklebungen und Bewegungseinschränkungen sowohl beim Knie als auch bei der Kniescheibe. Es ist generell oft so, dass selbst nach zwei bis vier Jahren intensiven Trainings noch ein deutlich unterschiedliches Kräfteverhältnis zwischen gesundem und operiertem Knie besteht. Auch bei diesen Patienten bessern sich diese Beschwerden nach etwa vier bis sechs Behandlungen grundlegend: Die Schmerzen sind weg und die Beweglichkeit verbessert sich erheblich.

Natürlich gibt es noch zahlreiche weitere „typische" Narbenproblematiken. Auch wenn sich zum Beispiel Bauchnarben häufig negativ auf Schulter, Hals, Hüfte oder Rücken auswirken, sorgen dennoch in jedem Einzelfall individuelle Faktoren des Patienten wie Lebensweise, Sportaktivität, sonstiger allgemeiner Gesundheitszustand etc. für ein einzigartiges Beschwerdebild. Wenn Sie länger andauernde Einschränkungen des Bewegungsapparates oder andere Funktionsstörungen mit unklarer Ursache haben, lohnt es sich unbedingt, Narben als mögliche Auslöser in Betracht zu ziehen.

Ein Hinweis zum Schluss: Da wir im Zentrum für integrative Medizin Bornemann ganzheitlich arbeiten, untersuchen wir bei der Anamnese neben Narben selbstverständlich auch andere potenzielle Krankheitsursachen, wie z. B. mögliche Stoffwechselerkrankungen, Nahrungsmittel-Unverträglichkeiten oder Entzündungsherde im Körper. Vereinbaren Sie gerne einen Termin in unserer Praxis.

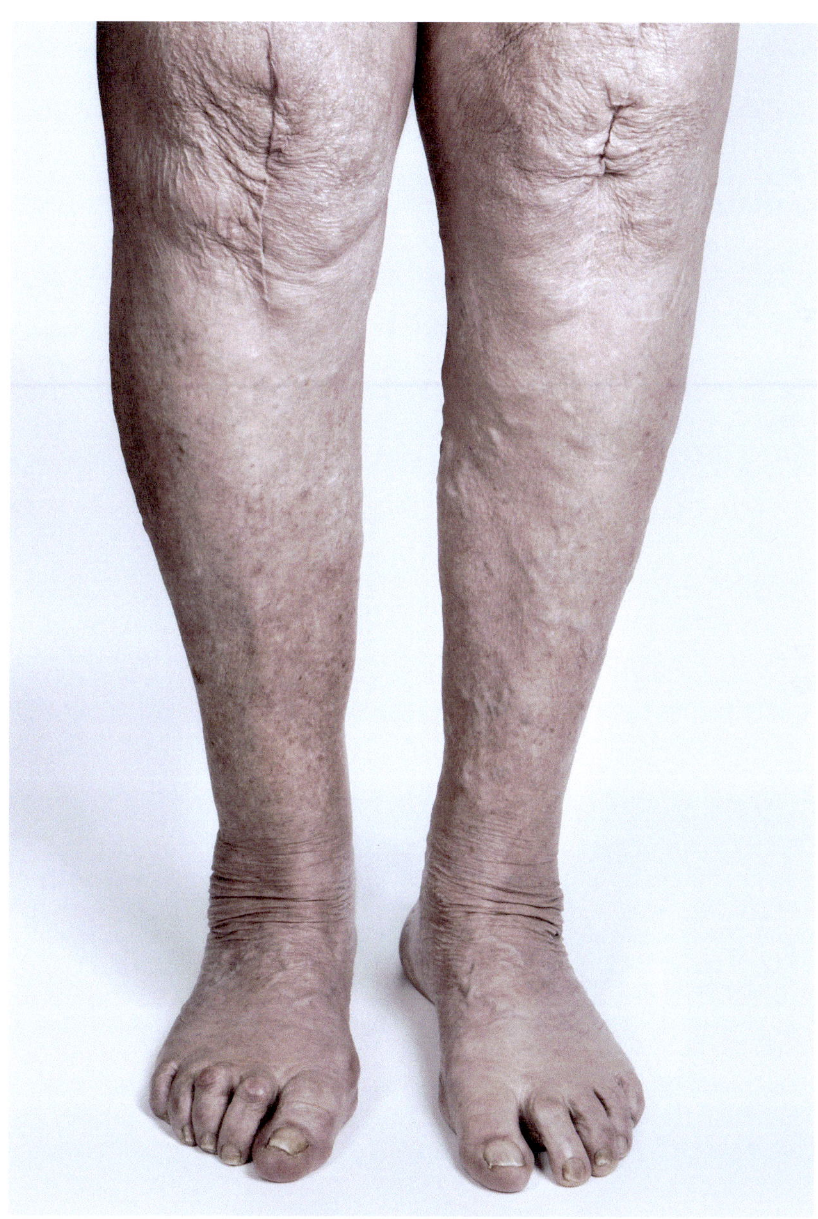

Narben nach Knie-OPs führen zu Schmerzen und Bewegungseinschränkung.

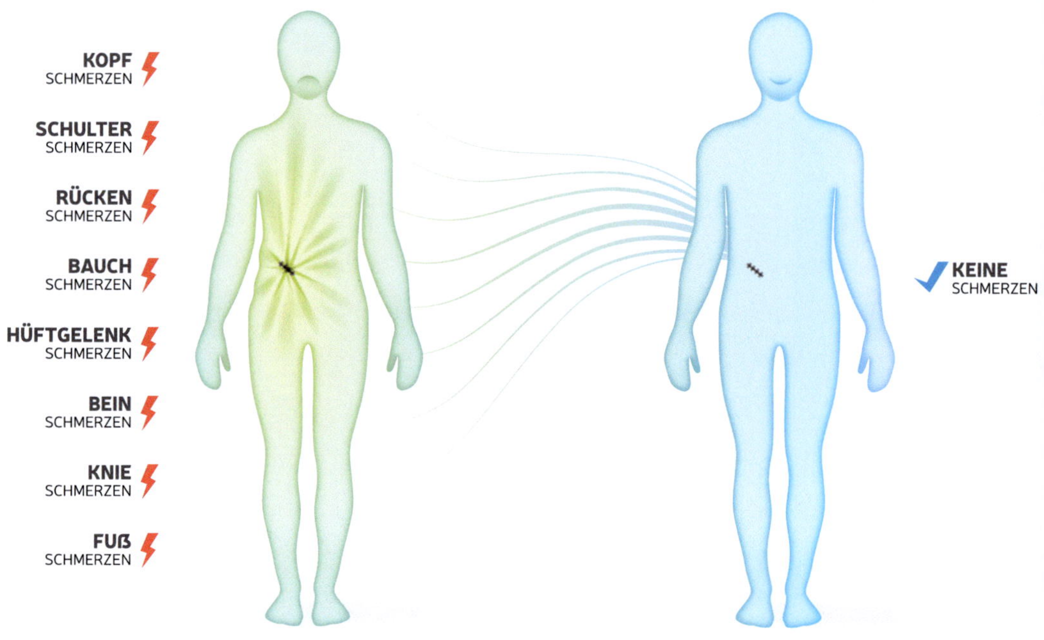

KOPF
SCHMERZEN
SCHULTER
SCHMERZEN
RÜCKEN
SCHMERZEN
BAUCH
SCHMERZEN
HÜFTGELENK
SCHMERZEN
BEIN
SCHMERZEN
KNIE
SCHMERZEN
FUß
SCHMERZEN
KEINE
SCHMERZEN

ZUSAMMENFASSUNG

6. WAS MACHT SCAREMEDY® EINZIGARTIG?

ScaRemedy® ist die erste Therapiemethode, die auf der Erkenntnis beruht, dass Narben aus medizinischer Sicht alles andere als harmlos sind und vielfältige Störungen im Organismus verursachen können. Sie fokussiert sich nicht auf rein kosmetische Ziele und berücksichtigt als einzige Behandlungsmethode auch die funktionalen Einschränkungen, die Narben durch verhärtetes und verklebtes Bindegewebe im Bewegungsapparat, im Nervensystem und sogar in den Organen oder im Hormonhaushalt auslösen können.

Durch die neuartige Kombination von gezielter Unterflutung, speziellen Medikamenten, Lokalanästhetika, bewährten osteopathischen Techniken und einer schonenden Vakuum-Unterdruck-Massage erreicht ScaRemedy® viel tiefere Hautschichten. Die Lockerung des Gewebes hebt Nervenreizungen auf, wodurch Schmerzen und Sensibilitätsstörungen verschwinden. Durch die gleichzeitige Verbesserung der Bindegewebsverschieblichkeit werden Spannungen gelöst, die sich zuvor negativ auf die Beweglichkeit oder die Körperstatik ausgewirkt haben.

Weitere positive Auswirkungen der Therapie sind die Verbesserung der Durchblutung, des Lymphabflusses und der Wundheilung. Auch der positive kosmetische Effekt überrascht viele Patienten. Die Narben werden durch ScaRemedy® weicher, glatter, flacher und heller, also insgesamt wesentlich unauffälliger. Einzigartig ist auch die Dauer des Behandlungserfolgs: Was in etwa drei bis sechs nahezu schmerz- und risikofreien Therapiesitzungen gelöst wird, bleibt auch für immer gelöst.

7. LITERATUR ZUM THEMA NARBEN

Guimberteau, Jean-Claude und Armstrong, Colin:
The Architecture of Human Living Fascia, 1. Auflage.
Verlag Handspring Publishing Limited, 2015.
Skin, Scars and Stiffness, DVD von 2012.

Luczak, Hania: Der innere Halt. In: Geo Magazin,
Ausgabe 2/2015, Seite 96-119.

Reitz, Sonja: Heilung in Sekunden durch Narbenentstörung.
Warum Narben krank machen. 1. Auflage. YNGW Verlag, 2008.

Schleip, Robert (und weitere): The Tensional Network of the Human Body. 1. Auflage.
Verlag Churchill Livingstone Elsevier, 2012.

Schleip, Robert und Baker, Amanda: Fascia in Sport and Movement. 1. Auflage.
Verlag Handspring Publishing Limited, 2015.

Schübel-Bauer, Carmen: Narben – mehr als eine flüchtige Erinnerung.
Alles über Narbenbehandlung, Narbenentstörung, Narbenpflege. 1. Auflage.
Verlag Fidibus, 2012.

Stecco, Luigi und Stecco, Carla: Fascial Manipulation for Internal Dysfunctions.
1. Auflage. Verlag Schattauer, 2014.

Stecco, Carla: Functional Atlas of the Human Fascial System. 1. Auflage.
Verlag Elsevier Limited, 2014.

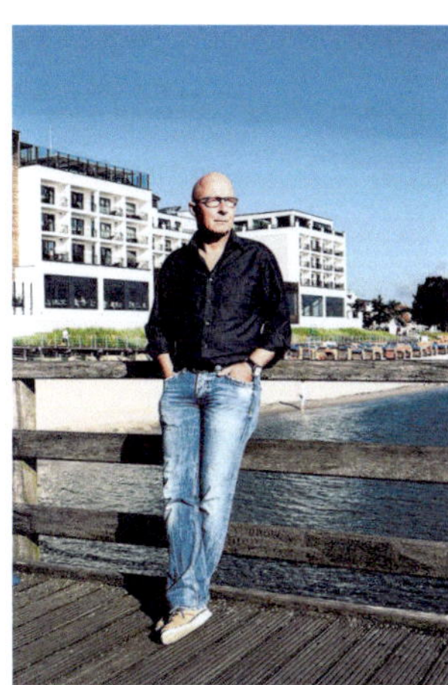

8. ZUM AUTOR

HEIKO BORNEMANN

Physiotherapeut/Heilpraktiker

Osteopath DO.CN + BAO

Faszientherapeut

Spezialist für Trigger-Schmerzmedizin

Chiropraktiker

Neuraltherapeut

Faszial-Balancing-Therapeut

FDM-Therapeut (Faszien-Distorsions-Modell nach Typaldos)

Seit 15 Jahren Spezialist für Trigger-Stoßwellentherapie und die Entwicklung einer ganzheitlichen osteopathischen Stoßwellentherapie zur Behandlung von Bindegewebsverhärtungen

Seit 15 Jahren Behandlung von Bindegewebe mit Injektionstherapien und pneumatischer Unterdruckmassage

Fortbildungen in Mesotherapie, um Erkenntnisse aus der kosmetischen Medizin in die strukturelle Medizin zu übertragen

Seit 15 Jahren empirische Studien von fokussierten und radialen Stoßwellen und deren Einfluss auf das Bindegewebe und Narben

Seit 15 Jahren empirische Studien von Injektionen und Injektionstechniken, sowie Studien zum Einfluss von unterschiedlichen Off-Label-Use-Medikamenten auf das Bindegewebe, Faszienverklebungen und Vernarbungen

Zentrum für integrative Medizin Bornemann

www.zfim-bornemann.de

ScaRemedy®-Narbentherapie
www.scaremedy.de